U0188555

应考宝典

中药学速记 （第2版）

编著

姚映芷 赵 波

（南京中医药大学）

上海科学技术出版社

图书在版编目(CIP)数据

中药学速记/姚映芷,赵波编著.—2版.—上海:上海科学技术出版社,2013.5(2024.9重印)

(应考宝典)

ISBN 978-7-5478-1683-7

Ⅰ.①中… Ⅱ.①姚… ②赵… Ⅲ.①中药学-医学院校-自学参考资料 Ⅳ.①R28

中国版本图书馆 CIP 数据核字(2013)第 066050 号

中药学速记(第 2 版)

编著　姚映芷　赵　波

上海世纪出版(集团)有限公司　出版、发行
上 海 科 学 技 术 出 版 社
(上海市闵行区号景路 159 弄 A 座 9F-10F)
邮政编码 201101　www.sstp.cn

常熟市兴达印刷有限公司印刷

开本 889×1194　1/64　印张 2.5　字数 80 千
2009 年 3 月第 1 版
2013 年 5 月第 2 版　2024 年 9 月第 10 次印刷
ISBN 978-7-5478-1683-7/R·570
定价:12.00 元

编者 ○ 说明

中药学旨在研究中药的基本理论和临床应用。本课程是专业基础的核心课程之一,是中医药理论的重要组成部分。

在学习中药学的过程中,学生一直受到内容多、知识点庞杂、记忆难等问题的困扰,为提升学生自主、主动学习的能力,我们以国家规划教材为基本素材,按照教学大纲和执业医师考试要求,与教材同步,以重点直达,功效、运用归纳与比较,释难解疑,记忆小站为标题,执简驭繁,帮助学生在短时间内理解、记忆教材的主要内容,并能作为今后执业医师考试的复习提纲。根据读者反馈信息,在第 2 版修订时,每章后添加"思考"小标题,为读者必须掌握的内容,进行重点提示。

本书为"应考宝典"丛书之一分册,可供中医、药学、护理本科生和自考生及中医执业医师考试者参考使用,起解疑释惑之用。

由于我们的学识有限，书中不当之处，敬请读者不吝赐教。

姚映芷

2013 年 3 月

目○录

总　论

各　论

总　论

绪　论

【重点直达】掌握中药、中药学和本草的概念。

【释难解疑】何为中药？中药是中医防治疾病的物质基础之一，它是以中医药理论为指导的，具有完整的理论体系和独特应用形式的药物。

中药的来源：以天然药物（包括植物、动物、矿物）为主，及简单的加工品。

中药以植物药为最多，"来源于草，以草为本"，故历代将药物称为"本草"。后世逐渐将"本草"演义延伸为记载中药的书籍。

中药学：就是指专门研究中药基本理论和中药来源、产地、采集、炮制、性能、功效及临床应用规律等知识的一门学科。

【记忆小站】"中药"为区别于西药而得名一百余

年,请记住它的两大特质:理论体系以中医药理论为指导;来源以天然药物为主。

第一章 ● 中药的起源和中药学的发展

【重点直达】熟悉各个时期具有代表性的主要本草著作(书名、作者、学术价值)。

【释难解疑】

1. 《神农本草经》(简称《本经》),该书成书于东汉末年(公元二世纪),并非出自一人之手。学术价值:①简要赅备地论述了中药的基本理论,如四气五味、有毒无毒、配伍法度、辨证用药原则,为中药学奠定了理论基础。②全书载药365种,按功效分为上、中、下三品。③是我国现存最早的药学专著。

2. 《本草经集注》,梁朝陶弘景(公元500年左右)撰写。学术价值:①首创按药物自然属性分类的方法,将730种药分为玉石、草、木、虫兽、果菜、米食、有名未用七类。②该书第一次全面系统整理补充了《本经》,初步确立了综合性本草著作的编写模式。

3. 《新修本草》，唐显庆四年（公元 659 年）由长孙无忌、李勣、苏敬等领衔编修。学术价值：①图文并茂的方法开创了药学著作的先例。②《新修本草》是由国家组织修定和推行的，因此它是我国历史上第一部官修药典性本草，也被今人誉为世界第一部药典。

4. 《经史证类备急本草》撰于公元 1082 年，作者唐慎微。学术价值：该书图文对照，方药并收，医药结合，集宋以前本草之大成，具有极高的学术价值和文献价值。

5. 《本草纲目》，明万历年间（公元 1578）由李时珍撰写。学术价值：①该书载药 1 892 种，改绘药图 1 160 幅，附方 11 096 首，新增药物 374 种。按自然属性分为 16 部 60 类，每药标正名为纲，纲之下列目，纲目清晰。按"从贱至贵"的原则，符合进化论的观点，因而可以说是当时世界上最先进的分类法。②本书不仅总结了我国 16 世纪以前的药物学知识，还介绍了植物学、动物学、矿物学、冶金学等多学科知识，其影响远远超出了本草学范围，对世界医药学和自然科学的许多领域作出了举世公认的卓越贡献。

6. 《本草纲目拾遗》，清代（1765 年）由赵学敏所著。学术价值：载药 921 种，在《本草纲目》之外新增药物 716 种。丰富了本草学，并对《本草纲目》进行了补充和修订。具有很高的实用价值和文献价值。

7.《中华本草》,1999 年 9 月出版。南京中医药大学总编审。涵盖了当今中药学的几乎全部内容,它总结了我国两千多年来中药学成就,学科涉猎众多,资料收罗宏丰,分类先进,项目齐全,载药 8 980 味,在全面继承传统本草学成就的基础上,增加了化学成分、药理制剂、药材鉴定和临床报道等内容,在深度和广度上,超过了以往的本草文献,是一部反映 20 世纪中药学科发展水平的综合性本草巨著。

【记忆小站】认清时空,两千年的文明,时间不可颠倒,作者不能混淆。有辞为证:东汉《神农》梁《集注》,官修药典唐朝著,《证类备急》唐慎微,《纲目》、《拾遗》明清赋,时珍、学敏不可误。

第二章 ○ 中药的产地与采集

【重点直达】熟悉道地药材的概念。

【释难解疑】<u>道地药材</u>：它是指历史悠久、产地适宜、品种优良、产量宏丰、炮制考究、疗效突出、带有地域特点的药材。

【记忆小站】你应该知道我们国家的著名道地药材，丰富你的知识储备：秦归（甘肃秦州的当归），甘枸杞（甘肃宁夏的枸杞），北芪（内蒙的黄芪），吉林参、辽细辛、北五味子（都产于东北），潞党参（山西潞州的党参），怀地黄、怀牛膝、怀山药、怀菊花（河南怀庆的四大怀药），云七、云苓（云南的三七、茯苓），川连、川芎、川贝、川乌（四川的黄连、川芎、贝母、乌头），阿胶（山东东阿县阿胶），浙贝（浙江的贝母）、苏荷（江苏的薄荷），新会皮（广东新会县的陈皮）。自古以来都被称为道地药材。

第三章 ◦ 中药的炮制

【重点直达】掌握中药炮制的概念和目的。熟悉火制法等常用炮制方法。

【释难解疑】炮制是药物在应用前，或制成各种剂型以前必要的加工处理过程。它包括对生药材进行一般修治和部分药材的特殊处理。

炮制的主要目的：降低毒副作用，保证安全用药；增强药物功能，提高临床疗效；改变药物性能，扩大应用范围。

水飞：是将不溶于水的药物与水共研，再加水搅拌得混悬液，沉除粗粒，倾出细粉混悬液，再静置后倾出水液，晒干，得取微细粉末。

【记忆小站】炮制的概念、目的明了后，也不要忘记其常用方法：修治（纯净、粉碎、切制药材）、水制（漂洗、闷、润、浸泡、喷洒、水飞）、火制（炒、炙、烫、煅、煨、炮、燎、烘)水火共制(蒸、煮、炖、焯、淬)、其他制法(制霜、发酵、精制、药拌)。

第四章 ● 药性理论

【重点直达】掌握中药药性理论的概念及中药治病的基本原理;四气、五味的概念,所表示的功效,对临床用药的指导意义;气与味的综合效应;升降浮沉的概念、作用,升降浮沉与药物性味的关系,影响升降浮沉的因素,升降浮沉对用药的指导意义;归经的概念,归经对用药的指导意义;毒性的概念,中药引起中毒的原因及解救方法,应用有毒药物的注意事项。

【释难解疑】药物的性能,又称药性,是指药物的性质和作用。包括四气、五味、升降浮沉、归经、毒性等方面。

1. 四气:即寒、热、温、凉四种药性,又称四性。寒凉药具有清热泻火、凉血解毒、滋阴除蒸、泄热通便、清热利尿、清化热痰、清心开窍、凉肝息风等作用;温热药有温里散寒、暖肝散结、补火助阳、温阳利水、温经通络、引火归源、回阳救逆等作用。

2. **五味**：即辛、甘、酸、苦、咸五种不同的药味，还包括淡、涩味。辛："能散能行"，还有"辛以润之"之说。甘："能补能和能缓"。酸："能收能涩"。苦："能泄能燥能坚"。咸："能下能软"。淡："能渗能利"。涩：与酸味药的作用相似。

3. 升降浮沉是指药物在体内的作用趋向。升，上升举陷，趋向于上；降，下降平逆，趋向于下；浮，发散向外，趋向于表；沉，泄利向内，趋向于里。

4. 归经是指药物对人体某一部分作用强、而对另一部分作用弱或无作用的一种选择。

5. 在古本草中，"毒"泛指药物的偏性。现代中药书籍性味下所标之"有毒"，"小毒"，"大毒"等是指药物的毒性，是药物对机体的损害性。

【记忆小站】上述药性理论的五大内容，是药物功效体现的不同表述。其中四气、五味是药性理论的核心，对其他药性的体现有重要的影响。

毒性、副作用：毒性是药物对机体的损害性。副作用是用药后产生的治疗以外的其他作用。

第五章 ○ 中药的配伍

【重点直达】掌握中药配伍的目的；药物"七情"及各种配伍关系的含义，配伍用药原则。

【释难解疑】配伍是按照一定的组合原则，有目的、有选择地将两味以上的药物配合应用。中药配伍的意义：照顾复杂病情，增进疗效，减少毒副作用。

配伍关系归纳为：相须，相使，相畏，相杀，相恶，相反。连同单味药应用，称为中药"七情"。

单行：就是单用一味药来治疗病情单一的疾病。

相须：就是两种性味功效类似的药物配合应用，可以增强原有药物的功效。

相使：就是以一种药物为主，另一种药物为辅，两药合用，辅药可以提高主药的某一功效。

相畏：就是一种药物的毒副作用能被另一种药物所抑制。

相杀:就是一种药物能够消除另一种药物的毒副作用。

相恶:就是一种药物能降低另一种药物的功效。

相反:就是两种药物同用能产生剧烈的毒副作用。

【记忆小站】**相须**、**相使**协同增效,是临床常用的配伍方法;**相畏**、**相杀**减轻或消除毒副作用,以保证安全用药;**相恶**则是拮抗作用,抵消或消弱其中一种药物的功效;**相反**能产生毒性反应或强烈的副作用,故相恶、相反是配伍用药的禁忌。

第六章 ◦ 中药的用药禁忌

【重点直达】掌握配伍禁忌、妊娠用药禁忌、证候禁忌、服药时的饮食禁忌等内容;掌握"十八反"内容;熟悉"十九畏"内容。

【释难解疑】用药禁忌的内容:包括配伍禁忌、妊娠用药禁忌、证候禁忌及服药时的饮食禁忌。

配伍禁忌:"十八反 "的内容:十八反歌"本草明言十八反,半蒌贝蔹及攻乌,藻戟遂芫俱战草,诸参辛芍叛藜芦。""十九畏 "的内容:19 个相畏(反)的药物:硫黄畏朴硝,狼毒畏密陀僧,巴豆畏牵牛,丁香畏郁金,川乌、草乌畏犀角,牙硝畏三棱,官桂畏赤石脂,人参畏五灵脂。

妊娠用药禁忌:是指妇女妊娠期治疗用药的禁忌。因某些药物损害胎元以致堕胎,应作为妊娠禁忌之品。

妊娠禁忌药的分类：分为慎用与禁用两大类。

妊娠禁忌药的原则：凡禁用的药物绝对不用；慎用的药物可以根据病情的需要，斟酌使用。

【记忆小站】背诵十八反歌诀。

第七章 ◎ 中药的剂量与用法

【重点直达】掌握先煎、后下、包煎、另煎、烊化等特殊的煎药方法；熟悉用药剂量与药效之间的关系及确定剂量大小的依据；熟悉中药的煎煮时间与方法。

【释难解疑】中药剂量的含义：中药剂量是指临床应用时的分量。它主要是指每味药干品的成人一日量（绝对剂量）；其次指方剂中每味药之间的比较分量，也即相对剂量。

影响中药剂量的因素：药物性味、剂型、配伍、年龄、体质、病情、季节变化。

特殊煎煮方法：

先煎：有效成分难溶于水的矿物、介壳类药物，应打碎先煎，使有效成分充分析出；某些毒副作用较强的药物先煎可以降低毒性，安全用药。

后下： 气味芳香的药物，有效成分易于挥发而降低药效；有些药物虽不属芳香药，但久煎也能破坏其有效成分，亦属后下之列。

包煎： 黏性强、粉末状及带有绒毛的药物，宜先用布袋装好，再与其他药物同煎，以防止药液混浊或刺激咽喉引起咳嗽及沉于锅底，引起焦化或糊化。

另煎： 又称另炖，某些贵重药材，为了更好地煎出有效成分，节省药材，单独另煎。

烊化： 又称溶化，某些胶类药物及黏性大而易溶的药物，为避免入煎黏锅或黏附其他药物影响煎煮，可单用水或黄酒将此类药加热熔化（即烊化）后，用煎好的药液冲服。

冲服： 某些贵重药，用量较轻，为防止散失，常需要研成细末用温开水或药物煎液冲服；某些药物高温容易破坏药效或有效成分难溶于水，也只能做散剂冲服，如雷丸、鹤草芽、朱砂等；一些液体药物如竹沥汁、姜汁、藕汁、荸荠汁、鲜地黄汁等也须冲服。

煎汤代水： 某些药物与其他药物同煎会使煎液混浊，难以服用，宜先煎后取其上清液代水再煎煮其他药物，如灶心土等；或某些药物质轻用量多，体积大，吸水量大，如玉米须，也可煎汤代水用。

【记忆小站】知道药物为什么要先煎、后下、包煎、另煎、烊化、冲服、煎汤代水。

总论部分名词解释

1. **中药**：中药就是指在中医理论指导下，用于预防、治疗疾病，并具有康复和保健作用的原生药物。

2. **本草、本草学**：由于中药是以植物、动物、矿物为主，而其中又以植物药占绝大多数，并以植物的原生状态入药，所以自古相沿把中药称为本草。有以植物本来状态入药之意；另有以植物药治病为本之意。把记载中药的典籍称为本草学。

3. **中药学**：中药学是指专门研究中药基本理论和中药来源、产地、采集、炮制、性能、功效及临床应用规律等知识的一门学科。

狭义之中药学是指研究中药基本理论和性能、功效及临床应用规律等知识的一门学科。

4. **道地药材**：所谓道地药材，又称地道药材，是优质纯真药材的专用名词。是指历史悠久、产地适宜、品种优良、产量宏丰、炮制考究、疗效突出、带有地域特点的药材。

5. **炮制**：炮制是指药物在应用或制成各种剂型前，

根据医疗、调制、制剂的需要,而进行必要的加工处理的过程,它是我国的一项传统制药技术。

6. **配伍**:按照病情的不同需要和药物的不同特点,有选择地将两种以上的药物合在一起应用。

7. **中药的"七情"**:前人把单行及其相须、相使、相畏、相杀、相恶、相反六种配伍关系,合称为中药的七情。

8. **单行**:就是单用一味药来治疗某种病情单一的疾病。对于病情比较单纯的病证,往往选择一种针对性较强的药物即可达到治疗目的。如古方独参汤,即单用一味人参,治疗大失血所引起元气虚脱的危重病证。

9. **辛润**:指辛味药能辛散,促进气化作用以使津液敷布,达到润燥生津作用。《素问·藏气法时论》曰:"肾苦燥,急食辛以润之,开腠理,致津液,通气也。"张景岳《类经》云:"肾为水脏,藏精者也,阴病者苦燥,故宜食辛以润之。其能开腠理致津液者,以辛能通气也。水中有真气,唯辛能达之,气至水亦至,故可以润肾燥。"

10. **坚阴**:使阴液或脏腑组织不致亏虚而坚实之义。坚阴药性味苦寒,能通过苦味的泻火作用而达到坚阴的目的,亦非本身有补阴作用。治疗肾阴亏虚而相火亢盛的痿证。药如黄柏、知母等。

11. 天然药材：即来源于自然界的植物、动物、矿物等药物，称天然药材，而不是以人工提取或化学合成的药物。

12. 毒药："毒"有广义和狭义之分。广义之"毒"是指药物之偏性，泛指一切药性。狭义之"毒"是指药物之毒性，即对人体的伤害作用。故毒药一词，在古代医药文献中常是指药物的总称。如张介宾在《类经》中云："药以治病，因毒为能，所谓毒者，气味之有偏也。"后世则以能引起中毒、甚至死亡的药物称为毒药。

13. 以毒攻毒：利用有毒的药物治疗痈肿疮毒等邪毒之证的方法称为以毒攻毒。攻毒药大多外用，适用于麻风、痈肿疮毒等证。药如斑蝥、露蜂房、大风子、砒石、升药等。

14. 十八反：指某些药物不能配伍同用，合用会引起不良反应或使毒性增加。如半夏、瓜蒌、贝母、白及、白蔹与乌头相反；甘遂、大戟、芫花、海藻与甘草相反；人参、沙参、玄参、丹参、苦参、细辛、芍药与藜芦相反。其十八之数出自韩保昇《蜀本草》之言，谓《神农本草经》中相反者十八。现所流传的歌诀，皆非十八之数，可作为相反之代词理解。

15. 十九畏：指药性相畏、相恶，其义与"相反"、"相恶"相似，不能配伍同用者，属配伍禁忌范畴，与药物"七情"中的"相畏"含义不同。如硫黄与朴硝相畏;水银与砒霜相畏;狼毒与密陀僧相畏;巴豆与牵牛子相畏;丁香与郁金相畏;牙硝与三棱相畏;川乌、草乌与犀角相畏;人参与五灵脂相畏;肉桂与赤石脂相畏。

【思考】

1. 麻黄、桂枝皆可治疗风寒表证,如何区别应用?
2. 荆芥、防风为何能与辛凉解表药同用?

各 论

第一章 ● 解表药

【重点直达】掌握解表药的含义、功效、适应范围、配伍方法、发散风寒药与发散风热药的性能特点、配伍原则和使用注意;掌握 13 味药(麻黄、桂枝、紫苏、防风、荆芥、羌活、白芷、薄荷、牛蒡子、桑叶、菊花、柴胡、葛根)性能、功效、应用及相似药物功效、应用的异同点。熟悉 9 味[香薷、细辛、苍耳子(附苍耳草)、生姜(附生姜皮、生姜汁)、藁本、辛夷、升麻、蝉蜕、蔓荆子]功效、应用;熟悉使用解表药时发汗不宜太过、煎煮时间不宜过长等注意事项。

解表药的功效、运用归纳与比较:表 1-1～表 1-8。

表 1-1　麻黄、桂枝

药名	相同点	不同点	运用要点
麻黄	发散风寒作用较著，治风寒表证	表实无汗者多用，又能宣肺平喘，利水消肿	所治皆属实证：风寒表实证、咳喘实证、风水水肿。生用发汗解表，炙用止咳平喘
桂枝		发汗解肌，表虚证、表实证皆可应用，又可温经通脉，助阳化气	表实无汗配麻黄，表虚自汗配白芍。辛温助热，易伤阴动血，出血者慎用

表 1-2　紫苏、生姜

药名	相同点	不同点	运用要点
紫苏	发散风寒，止呕，解鱼蟹中毒	行气宽中，行气安胎	风寒表证，兼气滞者尤宜
生姜		温中止呕，温肺止咳	"呕家圣药"，配伍后治多种呕吐。杀半夏、南星的毒

表 1-3 荆芥、防风

药名	相同点	不同点	运用要点
荆芥	祛风解表,治疗风寒表证。药性平和	祛风透疹,炒炭止血	性温不燥,风热表证亦可应用
防风		祛风止痉、止痛	兼治内风、外风。为"风中之润剂"

表 1-4 羌活、白芷、细辛、藁本

药名	相同点	不同点	运用要点
羌活	祛风解表、散寒止痛。善治头痛、风寒湿痹痛	药性温燥,胜湿,善治腰部以上痹痛及太阳头痛	用量过大,易导致呕吐
白芷		通鼻窍,消痈肿,燥湿止带,消肿排脓。善治阳明经头痛	头面部疾病的要药
细辛		药性温燥,温肺化饮,通鼻窍,善治少阴头痛	有小毒,用量不易过大,不宜与藜芦同用
藁本		主治太阳经巅顶头痛	

表 1-5　苍耳子、辛夷

药名	相同点	不同点	运用要点
苍耳子	发散风寒,宣通鼻窍。治疗鼻渊要药	祛风除湿,止痛	过量易中毒
辛夷			布包入煎

表 1-6　薄荷、牛蒡子、蝉蜕

药名	相同点	不同点	运用要点
薄荷	疏散风热,利咽喉,透疹。治风热表证,咽喉肿痛,麻疹透发不畅	清利头目,疏肝行气解郁	入汤剂后下。叶偏解表,梗偏行气
牛蒡子		解毒,宣肺祛痰,通便	便溏者慎用
蝉蜕		退翳明目,息风止痉	息风止痉用量宜大

表 1-7 桑叶、菊花

药名	相同点	不同点	运用要点
桑叶	疏散风热,平抑肝阳,清肝明目。治风热表证,肝阳眩晕,目赤昏花	清肺润燥止咳,凉血止血	肺燥咳嗽多蜜炙用
菊花		清肝明目作用好,清热解毒	白菊花宜平肝,清肝明目;黄菊花宜散风热,清热解毒

表 1-8 柴胡、升麻、葛根

药名	相同点	不同点	运用要点
柴胡	解表退热,升举阳气。治疗风热表证,中气下陷证	和解少阳,疏肝解郁	少阳经药,生用解表升阳,醋炙疏肝解郁
升麻		透疹解毒	阳明经药,生用解表清热解毒,炙用升阳
葛根		透疹,生津止渴	阳明经药,生用解肌透疹生津,煨用升清阳止泻

【释难解疑】**解表药的概念:**凡以发散表邪、治疗表证为主要功效的药物,称解表药。

解表药的性味、功效特点:辛散轻扬,主入肺、膀胱经,偏行肌表,使表邪由汗出而解,从而达到治愈表证,防止疾病传变的目的。部分解表药兼能利水消肿、止咳平喘、透疹、止痛、消疮等。

解表药的适应范围:外感表证。部分解表药尚可用于水肿、咳喘、麻疹、风疹、风湿痹痛、疮疡初起等兼有表证者。

解表药的分类:分为发散风寒药及发散风热药两类。

解表药的配伍应用:根据四时气候变化,恰当地配伍祛暑、化湿、润燥药;虚人外感根据体质不同,分别与益气、助阳、养阴、补血药配伍,以扶正祛邪;温病初起,邪在卫分,用发散风热药,同时配伍清热解毒药。

解表药的使用注意事项:用量不宜过大,以免发汗太过,耗伤阳气,损及津液;注意因时因地而治宜,春夏用量宜轻,冬季用量宜重,北方严寒用药宜重,南方炎热用药宜轻;解表药多为辛散轻扬之品,入汤剂不宜久煎,以免有效成分挥发而降低药效。

【记忆小站】

1. **解表:**解除表证之义,亦称"发表"。解表药性味辛温或辛凉。辛能走散,故有发散作用,使外邪透出,表证得解。

2. 解肌:发汗作用不强,能解除肌腠之邪的药物作用,谓之解肌。适用邪在肌表,寒热有汗之证。药如葛根、桂枝。

3. 透疹:透发麻疹之义。主要适用于麻疹初期,透发不畅者,能促使顺利透发,使疹毒外泄,不致发生内陷变证。药如薄荷、升麻、荆芥、葛根等。

4. 宣肺:宣通肺气之义。宣肺药具有辛散之性,以宣通肺气,平定喘咳,治疗外邪袭肺或痰浊阻肺,致肺气闭郁,咳嗽气喘者。药如麻黄等。

5. 宣通鼻窍:通过辛散作用,解除鼻塞之症,称之为宣通鼻窍。药如白芷、辛夷、苍耳子等。

6. 通阳:温通阳气之义。寒邪、痰饮可阻遏阳气,影响气机。通阳药味辛性温,能祛寒邪,化痰饮,通利气机,适用于肺、胃停饮,胸痹,小便不利等。药如桂枝等。

7. 通阳化气:膀胱气化不利,则小便不畅,具有通阳作用的药物,能使膀胱气化功能恢复,小便通畅,谓之通阳化气。药如桂枝等。

8. 温肺:能温散肺寒的药物作用,谓之温肺。适用于寒邪犯肺引起的咳嗽、痰多、气喘等。

9. 升提中气:药性升浮,能使下陷的中气得以上升,谓之升提中气,亦称"升举中气"或"升阳"。升提中气药适用于中气下陷之脱肛,子宫下垂及内脏下垂等病证。药如柴胡,升麻等。

10. **退目翳**:炎症性或外伤性角膜损害遗留的斑痕称"目翳"或"翳障"。能消退目翳的药物功效谓之退目翳。药如蝉蜕、谷精草等。

11. **解痉**:又称止痉,解除痉挛之义。有息风止痉与祛风止痉之不同。

12. **祛风止痉**:祛除风邪(多指外风而言),制止痉挛抽搐,谓之祛风止痉。祛风止痉药多辛温或辛平,适用于风邪或风痰所致的痉挛抽搐,如破伤风、风痰阻络之口眼㖞斜等。药如防风、白附子等。

13. **祛风止痛**:既能祛风邪,又能缓解疼痛之双重功效,谓之祛风止痛。祛风止痛药适用于风邪引起的头痛、身痛、肢体疼痛等症。药如羌活、白芷、防风等。

14. **解鱼蟹毒**:指解除或减轻因食鱼蟹而引起腹痛,吐泻等证的药物功效。药如紫苏、生姜等。

第二章 ○ 清热药

【重点直达】掌握清热药的含义、功效、适应范围、配伍方法及各节药物的性能特点。掌握20味(石膏、知母、栀子、夏枯草、黄芩、黄连、黄柏 金银花(附忍冬藤)连翘、板蓝根、蒲公英、鱼腥草、射干、白头翁、生地黄、玄参、牡丹皮、赤芍、青蒿、地骨皮)性能、功效、应用及相似药物功效、应用的异同点。熟悉17味[天花粉、芦根、淡竹叶、决明子、龙胆、苦参、大青叶、青黛、贯众、野菊花、白花蛇舌草、山豆根(附北豆根)、穿心莲、土茯苓、熊胆(附引流熊胆粉)、紫草、水牛角(附:水牛角浓缩粉)]功效、应用。熟悉寒凉伤阳、苦寒败胃、苦燥伤津、甘寒助湿等药物副作用的含义。

清热药的功效、运用归纳与比较：表 2-1~表 2-21。

表2-1　石膏、知母

药名	相同点	不 同 点	运用要点
石膏	清热泻火。清泻肺胃之火，温病邪在气分	大寒，清热力强，外用敛疮收湿止血。善清肺胃实火，用于实热证	内服生用，打碎先煎。外用煅后研末敷
知母		苦寒，滋阴降火生津润燥，善治肺胃、肾火。虚热、实热证均可应用	便溏者不宜用

表2-2　芦根、天花粉

药名	相同点	不 同 点	运用要点
芦根	清热泻火，生津止渴。治疗肺胃气分实热，热病伤津，烦热口渴者	除烦，止呕，利尿。善治热病烦渴、胃热呕哕、肺痈吐脓、热淋涩痛	用鲜品生津作用强
天花粉		润肺燥，消肿排脓。善治肺热燥咳、内热消渴、疮疡肿毒	不宜与乌头同用

表 2-3 竹叶、淡竹叶

药名	相同点	不同点
竹叶	清热泻火,利尿。治热病烦渴,热淋,口疮	偏于清心、胃、小肠火,除烦
淡竹叶		偏于清心胃之火除烦

表 2-4 栀子、夏枯草、决明子

药名	相同点	不同点	运用要点
栀子	清肝火。用于肝火上炎之目赤、头痛、眩晕	善清三焦之火。泻火除烦、清热利湿,凉血止血,消肿止痛	性寒滑,便溏者慎用
夏枯草		散郁结,善治瘰疬,瘿瘤,乳痈	可熬膏服
决明子		明目,润肠通便	便溏者,慎用

表2-5 黄芩、黄连、黄柏

药名	相同点	不同点	运用要点
黄芩	苦寒,清热泻火、燥湿,解毒。应用不当,皆见苦寒败胃,伤阳,苦燥伤津副作用	善清肺、胆火,少阳经热,止血、安胎,偏于清上焦之火	清热生用,安胎炒用,清上焦热酒炙,止血炒炭
黄连		善清心、胃火。除烦止呕,偏于清中焦之火	姜黄连善清胃止呕;黄连配吴萸善舒肝和胃止呕
黄柏		善清肾火,清下焦湿热,偏于清下焦之火	盐水炒清相火

表2-6 龙胆、苦参

药名	相同点	不同点	运用要点
龙胆	清热燥湿	泻肝胆实火力强	苦寒甚,用量宜小
苦参		清热燥湿、利水、杀虫	反藜芦

表 2-7　金银花、连翘

药名	相同点	不同点	运用要点
金银花	清热解毒,疏散风热。治温热病,痈肿,外感风热	清暑热,凉血止痢	脾胃虚寒、疮疡脓清者忌
连翘		清心火,消肿散结	为疮家圣药

表 2-8　穿心莲、大青叶、板蓝根、青黛

药名	相同点	不同点	运用要点
穿心莲	清热解毒,凉血消斑。治温热病,热毒痈肿疮疡等	燥湿偏治湿热泻痢。善清肺火,凉血消肿,治咽喉肿痛	不宜久服,多入丸、散、片剂或入胶囊
大青叶		凉血消斑力强	
板蓝根		解毒利咽效佳	
青黛		善清肝泻火、定惊、止血	不入煎剂,作散剂冲服

表2-9 蒲公英、紫地丁

药名	相同点	不同点	运用要点
蒲公英	清热解毒消肿。治热毒痈肿疮疡	善治乳痈,利湿通淋治热淋、黄疸	归胃经。用量过大可致泻
紫花地丁		善治疔疮,毒蛇咬伤	

表2-10 鱼腥草、金荞麦

药名	相同点	不同点	运用要点
鱼腥草	清热解毒,消痈排脓。治肺痈要药	利尿通淋,治热淋	不宜久煎
金荞麦		排脓祛瘀,治瘰疬、毒蛇咬伤	加水或黄酒隔水炖服

表2-11 土茯苓

药名	主要功效	特色及兼有功效	运用要点
土茯苓	解毒除湿,通利关节	善治梅毒、汞中毒而致肢体拘挛。又治热淋、带下	服药时忌茶。注意与茯苓区别

表 2-12　射干、山豆根

药名	相同点	不同点	运用要点
射干	清热解毒,利咽喉。治咽喉肿痛,喉痹	清肺火,降气消痰	便溏者不宜。孕妇忌、慎用
山豆根		清肺、胃火、消肿、抗癌,亦治湿热黄疸,癌肿	有毒,用量不宜过大

表 2-13　白头翁、马齿苋

药名	相同点	不同点	运用要点
白头翁	清热解毒,止痢。治疗泄泻、痢疾	凉血止痢,治热毒血痢、阿米巴痢疾	虚寒泄痢忌服
马齿苋		凉血止血,治血淋崩漏、便血	脾虚,肠滑作泄者忌

表 2-14　野菊花、贯众、白花蛇舌草

药名	相同点	不同点	运用要点
野菊花	清热解毒。治疗痈肿疔疮	清热解毒作用强	与菊花味辛，长于清热疏风有别
贯众		凉血止血，杀虫。用于流感、腮腺炎、乙脑；治多种肠道寄生虫病	生用杀虫、清热解毒。炒炭止血
白花蛇舌草		善治痈肿、毒蛇咬伤。利湿通淋，治热淋、湿热黄疸。常用治各种癌症	

表 2-15　生地黄、玄参、牡丹皮、赤芍、紫草、水牛角

药名	相同点	不同点	运用要点
生地黄	清热凉血。治热病热入营血分及各种血热出血	养阴生津，治热病津伤，口渴肠燥诸证	甘寒滋腻，助湿碍胃。易恋邪
玄参		滋阴，泻火解毒。治目赤咽痛白喉、瘰疬	反藜芦
牡丹皮		活血祛瘀，凉血退虚热作用好	善治无汗骨蒸
赤芍		散瘀止痛作用好	反藜芦

药名	相同点	不同点	运用要点
紫草	清热凉血。治疗温热病热入营血	活血、解毒透疹。治疗痘疹的要药	性寒而滑利，脾虚便溏者忌
水牛角		解毒、定惊。治惊风、癫狂	镑片或粗粉，先煎3小时以上

表2-16　青蒿、地骨皮

药名	相同点	不同点	运用要点
青蒿	清解虚热。用于温热病后期及阴虚内热各种虚热证	凉血、解暑、截疟。为截疟要药	不宜久煎，截疟宜鲜品绞汁服
地骨皮		清肺降火，凉血止血。治肺热咳嗽，血热出血证	善治有汗之骨蒸

【释难解疑】**清热药的概念：**凡药性寒凉。以清解里热、治疗里热证为主要作用的药物，称为清热药。

清热药的性味、功效特点：药性寒凉，沉降入里，通过清热泻火、凉血、解毒及清虚热等不同作用，使里热得以清解。即所谓"热者寒之"、"疗热以寒药"。

清热药的适应范围:清热药主要用治温热病高热烦渴、湿热泻痢、温毒发斑、痈肿疮毒及阴虚发热等里热证。

清热药的分类:根据清热药的功效及其主治证的差异,可将其分为:清热泻火药:功能清气分热,主治气分实热证、脏腑火热证。清热燥湿药:性偏苦燥清泄,功能清热燥湿,主治湿热泻痢、黄疸等证。清热凉血药:主入血分,功能清血分热,主治血分实热证。清热解毒药:功能清热解毒,主治热毒炽盛之痈肿疮疡等证。清虚热药:功能清虚热、退骨蒸,主治热邪伤阴、阴虚发热。

清热药的配伍应用:里热兼有表证,治宜先解表后清里,或配解表药,以达到表里双解;若里热兼积滞,宜配通里泻下药。虚热证又有邪热伤阴、阴虚发热及肝肾阴虚、阴虚内热之异,则须清热养阴透热或滋阴凉血除蒸。

清热药的使用注意事项:本类药物性多寒凉,易伤脾胃,故脾胃气虚,食少便溏者慎用;苦寒药物易化燥伤阴,热证伤阴或阴虚患者慎用;清热药禁用于阴盛格阳或真寒假热之证。

【记忆小站】

1. **清热**:清泄里热之义。清热药药性寒凉,适用于里热证。

2. **清心火**:清泄心经火热之义。清心火药物性味大多苦寒,适用于心火亢盛之证,如温病热入心包之神昏谵语;杂病热扰心神之失眠、烦躁;心移热小肠之小便淋痛及口舌生疮等。药如黄连、竹叶等。

3. **清肝火**:清泄肝经火热之义。清肝火药性味苦寒,适用于肝火亢盛之证,如头痛,胁痛,目赤,惊痫等。药如龙胆草、夏枯草等。

4. **清肾火**:清泄肾经火热之义。清肾火药性味苦寒,适用于肾阴不足所致的肾火偏亢之证,如潮热、骨蒸、盗汗、遗精等。药如知母、黄柏等。

5. **清肺火**:清泄肺经火热之义。清肺火药性味苦寒或甘寒,适用于肺经热盛之证,如咳嗽,痰黄,咯血等。药如黄芩、石膏等。

6. **清胃火**:清泄胃经火热之义。清胃火药性味苦寒或甘寒,适用于胃热之证,如阳明经证之壮热、烦渴;胃火上炎之头痛、齿痛龈肿、口臭;胃热壅滞之脘痞;胃热气逆之呕吐等。药如黄连、石膏等。

7. **清虚热**:亦称"退虚热"。清解虚热之义。清虚热药大多甘寒,适用于阴虚发热之证,如阴虚火旺之潮热、骨蒸、盗汗、遗精;温病后期津液损伤余热未尽之夜热早凉;小儿疳积发热等。药如地骨皮、银柴胡等。

8. **清暑热**:清解暑热之义。清暑热药性味大多甘寒,适用于夏季暑热之证,见高热,汗出,烦渴等。药如青蒿、金银花等。

9. **清热生津**:清泄热邪,生养津液之义。清热生津药性味大多甘寒,适用于热盛伤津所致口渴之证。药如芦根、天花粉等。

10. **清热泻火**:清泄上炎火热之义。清热泻火药性味苦寒,适用于温病热在气分及脏腑内火亢盛之证。药如石膏、栀子等。

11. **清肺利咽**:清泄肺热以通利咽喉之义。清肺利咽药性味大多苦寒,适用于肺热所致咽喉肿痛、失音之证。药如射干、山豆根等。

12. **清肝明目**:清泄肝火以明目之义。清肝明目药性味苦寒或甘寒,适用于肝经火热上炎所致目赤肿痛、翳障等证。药如青葙子、夏枯草等。

13. **清热消痈**:清解热毒以消散痈肿之义。清热消痈药性味苦寒,适用于热毒痈肿及肺痈、肠痈等证。药如蚤休、败酱草等。

14. **清热凉血**:清泄血分邪热之义。清热凉血药性味甘寒或苦寒,适用于温病热入营血及杂病血热妄行之出血证。药如生地黄、牡丹皮等。

15. **清肺排脓**:清泄肺热以促使肺痈脓液排出之义。清肺排脓药性味苦寒,适用于肺痈咯吐脓血痰液。

药如鱼腥草。

16. 清热解毒：清解热毒之义。清热解毒药性味大多苦寒，适用于热毒证，如温病高热，痈肿疮疡，毒蛇咬伤等。药如金银花、半边莲等。

17. 清热燥湿：清热并能燥湿之义。清热燥湿药性味苦寒而燥，适用于湿热证。如湿温病、湿热泄泻、痢疾、黄疸、湿疮、湿疹等。药如黄连、苦参等。

18. 清热除烦：清泄心火而解除烦躁之义。清热除烦药性味苦寒或甘寒，适用于心经热盛之烦躁。药如竹叶、栀子等。

19. 凉血消斑：清解血热以消散斑疹之义。凉血消斑药性味大多甘寒或苦寒，适用于温病热入营血，皮肤发斑之证。药如青黛、大青叶等。

20. 散郁结：疏散因郁所致结块之义。适用于肝气郁结，化火炼液成痰，痰火互结之瘰疬、痰核等证。药如夏枯草。

【思考】泻火、燥湿、解毒、凉血中"火"、"湿"、"毒"、"血"的含义是什么？

第三章 ◎ 泻下药

【重点直达】掌握泻下药的含义、功效、适应范围、配伍方法及攻下药、润下药、峻下药的性能特点和使用注意。掌握2味药(大黄、芒硝)性能、功效、应用及相似药物功效、应用的异同点。熟悉5味药[火麻仁、郁李仁、甘遂、京大戟(附红大戟)、牵牛子]功效、应用。掌握相似药物功效、应用的异同点。掌握作用峻猛之攻下药、峻下药的用法(包括炮制)、剂量及禁忌。

泻下药的功效、运用归纳与比较:表3-1～表3-3。

表 3-1 大黄、芒硝

药名	相同点	不同点	运用要点
大黄	寒性,泻下攻积,兼能清热泻火。用于热积及其他积滞便秘,火热之证	泻火凉血解毒,逐瘀通经。治热毒痈肿,烫伤,湿热黄疸,瘀血诸证	生大黄后下泻下力强。制大黄、酒制大黄、炒炭用途不同。孕妇、月经期、哺乳期忌用
芒硝		软坚泻下,善治燥屎坚结。泻火善治咽喉肿痛,口疮	冲服

表 3-2 火麻仁、郁李仁

药名	相同点	不同点	运用要点
火麻仁	润肠通便。用于各种肠燥便秘	兼有滋养补虚作用	打碎入煎,用量过大易引起中毒
郁李仁		利水消肿,治水肿、脚气浮肿	打碎入煎

表 3-3 甘遂、京大戟、芫花、牵牛子

药名	相同点	不 同 点	运用要点
甘遂	皆为有毒之品，泻下逐饮。治疗胸、腹积水证，水肿证	消肿散结	生用，醋制减低毒性，反甘草
京大戟		消肿散结，治痈肿、瘰疬、痰核	醋制降低毒性。反甘草
芫花		祛痰止咳，杀虫疗疮。治咳嗽痰喘，头癣、顽癣	反甘草。醋制降低毒性
牵牛子		去积杀虫。治蛔虫、绦虫病	不宜与巴豆、巴豆霜同用

【释难解疑】泻下药的概念：凡能促进排便，引起腹泻，解除里实证为主要作用的药物称为泻下药。

泻下药的性味、功效特点：药性沉降，主归大肠经。主要具有泻下通便作用，以排除胃肠积滞和燥屎等，或有清热泻火，使实热壅滞之邪通过泻下而清解，起到"上病治下"、"釜底抽薪"的作用；或有逐水退肿，使水湿停饮随大小便排除，达到祛除停饮，消退水肿的目的。部分药还兼有解毒，活血祛瘀等作用。

泻下药的适应范围：大便秘结，胃肠积滞，实热内结及水肿停饮等里实证。部分药还可用于疮痈肿毒及瘀血证。

泻下药的分类:据作用强弱的不同,分为攻下药、润下药及峻下逐水药。

泻下药的配伍应用:里实兼表邪者,当先解表后攻里,必要时可与解表药同用,表里双解;里实而正虚者,应与补益药同用,攻补兼施。本类药亦常配伍行气药,以加强泻下导滞作用。若属热积者还应配伍清热药;属寒积者应与温里药同用。

泻下药的使用注意事项:泻下药中的攻下药、峻下逐水药,因其作用峻猛,或具毒性,易伤正气及脾胃,故年老体虚、脾胃虚弱者当慎用;妇女胎前产后及月经期应当忌用。应用泻下药,当奏效即止,切勿过剂。应用峻猛有毒的泻下药时,要严格炮制,控制用量,避免中毒。

【记忆小站】

1. **金底抽薪:**釜底即锅底,薪即柴草。釜底抽薪即抽去锅底下燃烧的柴草,以降低锅内的温度。形容用苦寒之性既有泻火又有泻下作用的药物通泄大便,以泻去实热的方法。药如大黄。

2. **荡涤肠胃,推陈致新:**《本经》中论述大黄功效的语句。便秘者,肠内糟粕不能及时排出,产生的有毒物质,损伤机体,同时邪热不能外泄,从而产生高热、昏迷、痉厥、头痛等症状。应用大黄排除积滞,减少有毒物质的产生和对人体的损害,并通过泻下作用以排除邪热,从而恢复肠道正常的新陈代谢功能。大黄的这种功能《本经》称之为荡涤肠胃,推陈致新。

3. 泻下攻积:泻下而攻逐积滞之义。泻下攻积药性味大多苦寒。适用于热结便秘,药如大黄、芒硝、芦荟、番泻叶等,亦有个别药物性味辛热,适用于寒结便秘,药如巴豆。前者称为寒下药,后者称为温下药。

4. 逐水:攻逐体内积水之义。逐水药有毒,具强烈的泻下作用,部分药尚能利尿,使积水得以排出。适用于水肿、腹水、停饮等。药如甘遂、大戟、芫花、牵牛子等。

5. 润下:滋润肠道,滑利大肠之义。亦可称为"润肠通便"、"润燥滑肠"。润下药以植物的种仁为多,大多味甘质润,含有丰富油脂。能使大便通畅而不致峻泻,适用于老年、体虚、或妇人产后津枯肠燥之便秘。药如火麻仁、郁李仁、杏仁、瓜蒌仁、当归、肉苁蓉等。

6. 泻下冷积:泻下寒邪食积之义。泻下寒积药性味辛热,能峻下寒积,开通肠道闭塞,适用于寒邪食积,阻结肠道,大便不通,腹胀腹痛,起病急骤,气血未衰者。药如巴豆。

【思考】泻下药能促进排便,引起腹泻。临床如何正确利用这样的作用?

第四章 ◎ 祛风湿药

【重点直达】掌握祛风湿药的含义、功效、适应范围、配伍方法及各节药物的性能特点和使用注意。掌握6味药(独活、威灵仙、川乌、秦艽、防己、桑寄生)性能、功效、应用及相似药物功效、应用的异同点。熟悉3味药[蕲蛇(附金钱白花蛇)、木瓜、五加皮]功效、应用。掌握相似药物功效、应用的异同点。

祛风湿药的功效、运用归纳与比较:表4-1～表4-5。

表 4-1 独活、威灵仙

药名	相同点	不同点	运用要点
独活	温性，祛风湿止痛。多用治风湿痹痛	兼解表。治风寒夹湿表证。偏治腰部以下痹痛	全身风寒湿痹痛则"羌独活"同用
威灵仙		善通络止痛。治行痹及头痛、牙痛。消骨鲠，治诸骨鲠喉	辛散走窜

表 4-2 川乌、蕲蛇

药名	相同点	不同点	运用要点
川乌	祛风湿，通络止痛。善治顽痹、寒性痹痛	有大毒，温经止痛好。善治各种寒性疼痛	先煎，久煎。酒浸、酒煎服易致中毒。"十八反"牢记
蕲蛇		有毒，止痉。治惊风，破伤风、麻风、疥癣等皮肤病	研末吞服，或浸酒熬膏、入丸散服

表 4-3 木 瓜

药名	主要功效	特色及兼有功效
木瓜	祛风湿，和胃化湿。治风湿痹痛，吐泻转筋	舒筋活络。治筋脉拘挛吐泻转筋要药。亦有消食、生津止渴之功。治消化不良，津伤口渴

表 4-4　秦艽、防己

药名	相同点	不 同 点	运用要点
秦艽	寒性，祛风湿止痛。善治风湿痹痛偏热者	退虚热，清利湿热。治虚热证，湿热黄疸	"风药中之润剂"
防己		利水消肿，降血压。治水肿以下肢为宜	汉防己偏于利水，木防己偏于祛风湿

表 4-5　五加皮、桑寄生

药名	相同点	不 同 点	运用要点
五加皮	祛风湿，补肝肾。强筋骨。用于风湿痹痛日久，肝肾亏虚者	利水消肿。治水肿、脚气	五加皮又称南五加，偏于祛风湿，香加皮又称北五加，有毒，偏于利水
桑寄生		补肾安胎，降血压。治肾虚胎动不安、高血压病等	

【释难解疑】祛风湿药的概念：凡以祛除肌肉、经络、筋骨间风湿，解除风湿痹痛为主要功效的药物，谓之祛风湿药。

祛风湿药的性味、功效特点:味有辛苦,性有温凉,功能发散风邪,苦燥去湿,温可散寒,寒则清热。故祛风湿药的作用是祛风除湿,适用于风湿痹证。有的还兼有散寒、舒筋、通络、止痛、活血或补肝肾、强筋骨等作用。

祛风湿药的适应范围:主要用于风湿痹证之肢体疼痛,关节不利、肿大、筋脉拘挛等症。部分药物还适用于腰膝酸软、下肢痿弱等。

祛风湿药的分类:根据其药性和功效的不同,分为祛风寒湿药、祛风湿热药、祛风湿强筋骨药。

祛风湿药的配伍应用:根据痹证的类型、邪犯的部位、病程的新久等,选择药物并作适当的配伍。

【记忆小站】

1. 祛风湿:祛除肌表、经络风湿之义。祛风湿药药性大多辛苦而燥,因辛能散风,苦燥胜湿,故适用于风湿痹证。药如独活,海风藤等。

2. 通经络:疏通经络使其通畅之义。通经络药物大多味辛行散,多属藤类和虫类药物,适用于风湿痹证,关节屈伸不利,半身不遂,口眼歪斜等证。药如络石藤,蜈蚣等。

3. 舒筋活络:既舒解筋脉拘急又能疏通经络之义。舒筋活络药适用于痹证关节僵直及筋脉拘挛之证。药如木瓜，秦艽、白花蛇等。

4. 强筋骨：强壮筋骨之义。肝主筋，肾主骨。强筋骨药大多能补肝肾，适用于肝肾亏虚或痹证日久，正气损伤或痿证见腰膝酸软疼痛、下肢痿弱无力之证。药如桑寄生，杜仲等。

5. 消骨鲠：消除诸骨（鱼骨、鸡骨、鸭骨等）鲠塞于咽喉或食管等处之义。药如威灵仙。

【思考】如何准确选用祛风湿药？

第五章 ● 化湿药

【重点直达】掌握化湿药的含义、功效、适应范围、配伍方法及使用注意。掌握3味药物[藿香、苍术、厚朴（附厚朴花）]性能、功效、应用及相似药物功效、应用的异同点。熟悉3味药物[佩兰、砂仁（附砂仁壳）、豆蔻（附豆蔻壳）]功效、应用。

化湿药的功效、运用归纳与比较：表5-1～表5-3。

表 5-1　苍术、厚朴

药名	相同点	不 同 点	运用要点
苍术	苦温燥湿。治湿阻中焦证主药	健脾,祛风湿,明目。善治内、外湿证,外感表证挟湿。治雀盲	治湿阻中焦之要药,苦温燥烈,内外兼治
厚朴		行气导滞,下气除满平喘。专治内湿,善治湿阻气滞胀满,为消除胀满要药	除无形之实满,消有形之实满

表 5-2　藿香、佩兰

药名	相同点	不 同 点	运用要点
藿香	芳香化湿,解暑。治湿阻中焦及暑湿证	兼能解表,止呕。夏季外感风寒,暑湿,呕吐多用	解暑多用鲜品
佩兰		善治经湿热,脾瘅口甜、多涎、口臭	鲜品加倍

表 5-3 砂仁、豆蔻

药名	相同点	不同点	运用要点
砂仁	辛温，芳香化湿，行气温中。治湿阻中焦证，脾胃气滞证	气味芳香，行气止痛较强，偏治中、下二焦。安胎，治妊娠呕吐，胎动不安	偏行气，偏重温脾止泻。打碎后下
豆蔻		气味清淡，偏治中上二焦，止呕，治胃寒呕吐，小儿吐乳	偏止呕，偏重温胃止呕。打碎后下

【释难解疑】化湿药的概念：凡气味芳香，性偏温燥，以化湿运脾为主要作用的药物，称为化湿药。

化湿药的性味、功效特点：辛香温燥，主入脾、胃经，能促进脾胃运化，消除湿浊，前人谓之"醒脾"，"醒脾化湿"等。部分药还兼有解暑、辟秽、开窍、截疟等作用。

化湿药的适应范围：用于湿浊内阻证。兼治湿温、暑湿等证。

化湿药的配伍应用：湿阻易气滞，常与行气药物配伍；湿阻偏于寒湿，配伍温中祛寒药；如脾虚湿阻，常配伍补气健脾药同用；如用于湿温、湿热、暑湿者，常与清热燥湿、解暑、利湿之品同用。

【记忆小站】

1. **化湿**:运化中焦湿浊之义。化湿药大多性味辛温而芳香,适用于湿阻中焦。药如藿香等。

2. **燥湿**:燥化湿邪之义。燥湿药味苦,性有寒、温之别。苦寒性燥之品适用于湿热证,药如黄连、苦参等。苦温性燥之品适用于寒湿证。药如厚朴、草豆蔻等。

3. **健脾**:强健脾气运化功能之义。健脾药大多通过燥湿、利湿、行气、补脾等作用使脾的运化功能恢复正常。适用于脾失健运之证。药如苍术能燥湿健脾;茯苓能利水健脾;木香能行气健脾;党参能补气健脾等。

4. **消积**:消除积滞之义。积滞有因食滞而成者,有因虫患而成者,有因脾虚而成者,有因血瘀而成者,故又有"消食积"、"消虫积"、"消痞积"及"消癥积"等。

5. **化湿解暑**:宣化湿浊,解除暑邪之义。化湿解暑药性味辛温芳香,适用于夏季感受暑湿之证。药如藿香、佩兰等。

【思考】化湿药所治之"湿"的特点如何?这类药物为何常与理气、利湿、健脾、祛寒药同用?

第六章 ◎利水渗湿药

【重点直达】掌握利水渗湿药的含义、功效、适应范围、配伍方法、使用注意事项及各节药物的性能特点。掌握8味药物(茯苓、泽泻、薏苡仁、车前子、木通、茵陈、金钱草、虎杖)性能、功效、应用及相似药物功效、应用的异同点。熟悉3味药物(猪苓、滑石、萆薢)功效、应用。

利水渗湿药功效、运用归纳与比较:表6-1～表6-4。

表 6-1　茯苓、薏苡仁、猪苓、泽泻

药名	相同点	不同点	运用要点
茯苓	甘淡为主,淡渗利湿,利水消肿。治水肿,小便不利,痰饮,泄泻等	健脾,宁心安神。治脾虚泄泻,心悸失眠	白茯苓主健脾渗湿;茯苓皮主利水;茯神主安神
薏苡仁		健脾,除痹,清热排脓。治脾虚泄泻,着痹,肺痈,肠痈	生用:清热利湿,炒用:健脾止泻
猪苓		利水消肿作用强,治水湿停滞的各种水肿,单用有效	阴虚小便不利配阿胶
泽泻		泄热,清相火,治湿热淋浊,带下等	与白术同用,治痰饮眩晕

表 6-2　车前子、滑石、木通

药名	相同点	不同点	运用要点
车前子	清热利尿通淋。治膀胱湿热之热淋	清肝明目,祛痰、渗湿止泻。善清肺、肝、膀胱之热。利小便实大便	布包入煎

药名	相同点	不同点	运用要点
滑石	清热利尿通淋。治膀胱湿热之热淋	清暑热,利尿通淋,排结石。治暑湿证,湿温,石淋。外用收湿敛疮	水飞用,宜包煎,配甘草同用(六一散)
木通		通经下乳,清心火。治经闭乳少,口舌生疮,湿热痹痛	有毒,用量小,不宜久用。肾功能不全,孕妇忌用

表6-3 萆薢

药名	主要功效	特色及兼有功效	运用要点
萆薢	利湿浊,祛风除痹	善治膏淋、尿浊、带下、风湿痹痛等	肾阴虚、遗精、滑泄者慎用

表 6-4　茵陈、金钱草、虎杖

药名	相同点	不同点	运用要点
茵陈	利湿退黄,治湿热黄疸	阳黄、阴黄皆可治。解毒疗疮,治湿疮瘙痒	阳黄配栀子、大黄,阴黄配附子
金钱草		利尿通淋,解毒消肿,善治石淋、热淋,痈肿、毒蛇咬伤	善治体内多种结石
虎杖		清热解毒,散瘀止痛,化痰止咳。治痈肿、蛇伤,水火烫伤,经闭,肺热咳嗽	孕妇、脾虚泄泻忌用

【释难解疑】利水渗湿药的概念:凡以通利水道,渗泄水湿为主要作用的药物,谓之利水渗湿药。

利水渗湿药的性味、功效特点:味多甘淡,主归膀胱、小肠经,作用趋向偏于下行,具有利水消肿,利尿通淋、利湿退黄等功效。

利水渗湿药的适应范围:主要用于小便不利、水肿、泄泻、痰饮、淋证、黄疸、湿疮、带下、湿温等水湿所致的各种病证。

利水渗湿药的分类:利水消肿药:性味甘、淡为主,通过利小便,增加尿量能使潴留的水邪从小便排出,适应于水肿、小便不利、痰饮、泄泻、带下等;利尿通淋药:性味以苦寒或甘寒为主,利水兼有清热作用,适用于湿热淋证及尿浊、结石、湿疮、湿疹等;利湿退黄药:性味以苦寒为主,清利肝胆湿热而退黄,适用于黄疸。

利水渗湿药的配伍应用:水肿骤起有表证者,配宣肺解表药;水肿日久,脾肾阳虚者,配温补脾肾药;湿热合邪者,配清热药;寒湿相并者,配温里祛寒药;热伤血络而尿血者,配凉血止血药;至于泄泻、痰饮、湿温、黄疸等,则常与健脾、芳香化湿或清热燥湿等药物配伍。此外,气行则水行,气滞则水停,故利水渗湿药还常与行气药配伍使用,以提高疗效。

【记忆小站】

1. **利水渗湿:**通利水道,渗泄水湿之义。利水渗湿药性味大多甘淡平或苦寒,能使小便通畅,尿量增多,适用于小便不利,水肿,淋证,痰饮,黄疸,湿温,湿疮等证。药如茯苓、猪苓等。

2. **利尿通淋:**通利水道,解除小便淋沥涩痛之义。利尿通淋药性味苦寒或甘寒,既能利小便,又兼能清下焦湿热,适用于膀胱湿热所致之淋证。药如木通、金钱草等。

3. **利湿浊:**渗利湿邪以分清泌浊之义。适用于湿邪内蕴,清浊相干,下注膀胱之小便混浊之证,如尿浊、膏淋等。药如萆薢等。

4. **清热利湿**:利水渗湿并能清热之义。清热利湿药性味苦寒或甘寒,适用于下焦湿热所致的淋证,水肿,黄疸,泄泻,湿疮等证。药如车前子、栀子等。

5. **退黄疸**:消退黄疸之义。退黄疸药物性味苦寒,大多既能利小便,又能清肝胆湿热,适用于湿热黄疸。药如茵陈蒿、金钱草等。

6. **通乳**:通畅乳汁之义,亦称"下乳"。通乳药适用于产后乳络不通、乳汁不下及乳房胀痛。药如木通、通草等。

【思考】利水渗湿药的应用注意事项是什么?

第七章 ◦ 温里药

【重点直达】掌握温里药的含义、功效、适应范围及配伍方法、性能特点、用法、用量和禁忌。掌握 3 味药物（附子、干姜、肉桂）性能、功效、应用及相似药物功效、应用的异同点。熟悉 4 味药物（吴茱萸、花椒、丁香、小茴香）功效、应用。

温里药功效、运用归纳与比较：表 7 - 1～表 7 - 2。

表 7－1 附子、干姜、肉桂

药名	相同点	不 同 点	运用要点
附子	温里、散寒止痛。治疗里实寒证；温阳,治疗里虚寒证	回阳救逆,治亡阳证要药。温助一身之阳气,治疗里虚寒证。散寒止痛,治寒湿痹痛证	有毒性,一般经炮制后入药。应用时,需先煎半小时至1小时左右
干姜		温脾阳,治中焦寒证;兼助附子回阳;温肺化饮,治寒饮咳喘	注意与生姜区别
肉桂		补火助阳,温肾为主,温经通脉,引火归原。善治肾阳虚,阳痿、宫冷、腰痛、虚阳上浮诸证	研末服较好,入汤剂宜焗服或后下

表 7-2 吴茱萸、花椒、丁香、小茴香

药名	相同点	不同点	运用要点
吴茱萸	温中、散寒止痛。治寒性脘腹疼痛、呕吐、泄泻	主归肝经。降逆止呕，善治肝胃不和之呕吐、泛酸；散寒善治寒凝肝脉之痛证、厥阴头痛；助阳止泻，治肾虚寒泄泻	有小毒。配黄连寒温并用(左金丸)治疗肝郁化火，肝胃不和
小茴香		理气和胃，善治中焦虚寒气滞证。散寒止痛，善治下焦之寒疝、睾丸胀痛	
丁香		温中降逆，善治呃逆、呕吐；又可温肾阳治阳痿、宫冷	有公、母丁香之分，常用的为公丁香。畏郁金
花椒		杀虫止痒。治虫积腹痛，湿疹阴痒	椒目药性寒凉

【释难解疑】温里药的概念：凡以温里祛寒，治疗里寒证为主的药物，称温里药，又名祛寒药。

温里药的性味、功效特点：味辛而性温热，行散温通，善走脏腑而能温里祛寒，温经止痛。所谓"寒者热

之"、"疗寒以热药"之意。个别药物尚能助阳、回阳。

温里药的适应范围：根据归经的不同而有多种效用。治疗各种里实寒证、里虚寒证及亡阳证。

温里药的配伍应用：根据证候作适当配伍。外寒入里，表寒未解者，与辛温解表药同用；寒凝经脉、气滞血瘀，配行气活血药；寒湿内阻，配芳香化湿或温燥祛湿药；脾肾阳虚者，配温补脾肾药；亡阳气脱者，与大补元气药同用。

温里药的使用注意事项：辛热燥烈，易耗阴动火，故天气炎热、素体火旺者当减少用量；热伏于里，热深厥深，真热假寒证禁用；凡实热证、阴虚火旺、津血亏虚者忌用；孕妇慎用。

【记忆小站】

1. **温里**：温散里寒之义。

2. **温心阳**：温助心阳之意。适用于心阳衰弱、心悸气短、胸痹心痛、面白唇紫、肢冷畏寒者。药如附子、桂枝等。

3. **温中降逆**：温散寒气，降逆胃气的药物作用，谓之温中降逆。适用于胃寒呕吐、呃逆之症。药如丁香。

4. **温肺化饮**：温散肺寒而化痰饮之义。适用于寒饮伏肺而致的咳喘，痰多清稀。药如细辛、干姜等。

5. **补火助阳**：即补肾火而助肾阳。适用于肾阳虚弱,腰膝酸痛,脚冷,小便清长或遗尿,阳痿等。药如肉桂、附子等。

6. **引火归原**:命门火衰,阳气浮越,温肾阳使上浮的虚阳下归于肾,称引火归原。如肉桂。

7. **回阳救逆**:恢复阳气,挽救厥逆之义,简称"回阳"。适用于大汗淋漓四肢厥冷,脉微欲绝的亡阳证。药如附子、干姜等。

8. **疏肝下气**:既能疏散肝气,又能平降气逆之证的药物作用,称之疏肝下气。适用于肝气郁滞,气机上逆所致的脘肋胀痛、泛酸呕吐等。药如吴茱萸。

【思考】治疗里虚寒证的药物的药性特点如何?

第八章 ● 理气药

【重点直达】掌握理气药的含义,性能特点、适应范围、配伍方法及使用注意。掌握 4 味药物(陈皮、枳实、木香、香附)性能、功效、应用及相似药物功效、应用的异同点。熟悉 4 味药物(青皮、川楝子、沉香、薤白)功效、应用。熟悉 3 味药物(乌药、柿蒂、大腹皮)功效。

理气药功效、运用归纳与比较:表 8-1～表8-4。

表 8-1 陈皮、枳实

药名	相同点	不 同 点	运用要点
陈皮	行气止痛,善行脾胃之气。治脾胃气滞之胀满证	燥湿化痰,治湿痰、寒痰咳嗽。呃逆,呕吐	成熟果皮,行气力缓,偏理脾肺
枳实		破气除痞,化痰消积,治胸痹、结胸、胸胁疼痛、产后腹痛等	大剂量可治内脏下垂、脱肛,配黄芪等

表 8-2 木香、香附

药名	相同点	不 同 点	运用要点
木香	行气止痛	善行脾胃大肠气滞。健脾消食,治泻痢腹痛等	行气生用,止泻煨用。配黄连(香连丸)
香附		疏肝解郁,调经止痛,理气调中。为"气病之总司,女科之主帅"。妇科要药	醋炙止痛作用强

表 8 - 3 青皮、川楝子

药名	相同点	不同点	运用要点
青皮	疏肝行气止痛	性温,疏肝破气,消积化滞。治肝郁气滞,食积、癥瘕积聚等	橘之未成熟果皮,行气力猛,偏行肝胃
川楝子		性寒,善治肝郁化火诸痛证。亦能杀虫、疗癣。治蛔虫,头癣,秃疮	有毒,不宜过量或持续服用,以免中毒

表 8 - 4 沉香、薤白、乌药、柿蒂、大腹皮

药名	主要功效	特色及兼有功效	运用要点
沉香	行气止痛	温中止呕,纳气平喘。治胃寒呕吐,肾不纳气虚喘证	宜后下,或磨汁冲服,入丸散剂
薤白	通阳、行气导滞	通阳散结,善治胸痹心痛	不耐蒜味者慎用
乌药	行气止痛,温肾助阳	善治肝胃气滞。温肾散寒,善治肾阳不足,膀胱虚冷	既能行气又能温里
柿蒂	降气止呃	止呃要药	
大腹皮	行气止痛	行气宽中、利水消肿。治胃肠气滞,水肿,小便不利,脚气浮肿	

【释难解疑】**理气药的概念**：凡以疏理气机为主要作用、治疗气滞或气逆证的药物，称为理气药，又名行气药。

理气药的性味、功效特点：性味多辛苦温而芳香。辛行苦泄，行散温通，有疏理气机即行气、降气、解郁、散结的作用。通过畅达气机、消除气滞而达到止痛之效，即所谓"逸者行之"、"结者散之"、"木郁达之"。

理气药的适应范围：脾胃气滞所致脘腹胀痛、嗳气吞酸、恶心呕吐、腹泻或便秘等；肝气郁滞所致胁肋胀痛、抑郁不乐、疝气疼痛、乳房胀痛、月经不调等；上焦壅滞所致胸闷胸痛、咳嗽气喘等。

理气药的配伍应用：根据气机不畅的原因进行相应的配伍。因于饮食积滞者，配伍消导药；因于脾胃气虚者，配伍补中益气药；因于湿热阻滞者，配伍清热除湿药；因于寒湿困脾者，配伍苦温燥湿药。肝气郁滞，应选用疏肝理气的药物；因于肝血不足者，配伍养血柔肝药；由于肝经受寒者，配伍暖肝散寒药；用于瘀血阻滞者，配伍活血祛瘀药。肺气壅滞，应选用理气宽胸的药物；因于外邪客肺者，配伍宣肺解表药；因于痰饮阻肺者，配祛痰化饮药。

理气药的使用注意事项：本类药物性多辛温香燥，易耗气伤阴，故气阴不足者慎用。

【记忆小站】

1. **行气**:疏畅气机之义,亦称"利气"。行气药大多辛温芳香,能健运脾胃,除胀宽中,止痛。适用于气滞脘腹胁肋胀痛、食欲不振等。

2. **破气**:行气作用较强者谓之破气。破气药尤善于消积,适用于积滞气结之证。药如青皮、枳实等。

3. **降气**:降上逆之气,谓之降气。亦称"下气"、"降逆"。降气有降胃气与降肺气之分。降胃气药适用于胃气上逆之呕吐、嗳气、呃逆;降肺气药适用于肺气上逆咳嗽气喘。部分降气药两种作用兼有之。药如沉香、厚朴、旋覆花等。

4. **和中**:"中"指中焦脾胃,一般多指胃。故亦称"和胃",为调和胃气之义。和中药味多辛苦性温,有行气之功。适用于胃气不和之脘腹胀痛、嗳气、吐酸等。药如橘皮、砂仁等。

5. **疏肝解郁**:疏泄肝气,解除郁结之义。疏肝解郁药物偏于辛散,适用于肝气郁结引起的胁肋胀痛、胸闷不舒、妇女月经不调等。药如香附、青皮、柴胡等。

6. **疏肝破气**:既能疏肝解郁,又能破气散结的药物作用,谓之疏肝破气。适用于肝气郁滞所致的胁肋胀痛、乳房胀痛及疝气疼痛等。药如青皮。

7. **温肾纳气**:肺为气之主,肾为气之根。温补肾阳,摄纳肾气,谓之温肾纳气。温肾纳气的药物,多为温热之品,适用于肺肾两虚,肾不纳气之虚喘证。药如沉香、蛤蚧等。

8. 行气导滞：疏畅气机,通导肠胃气滞之义。行气导滞药大多为辛苦温之品,适用于胃肠食积气滞、泻痢后重等。药如枳实、厚朴等。

9. 开郁醒脾：能开导郁结,苏醒脾运的药物作用,谓之开郁醒脾。适用于思虑伤脾,气机郁结所致的脘胸痞闷不舒等。药如佛手、甘松等。

10. 行气化痰：行气滞、化痰浊之义。行气化痰药适用于气滞痰凝、咳嗽痰多、胸闷不舒等。药如橘皮、枳实、佛手等。

11. 纳气平喘：是指药物具有温肾纳气以平喘的作用,为治疗肾虚不能纳气的气喘证的一种方法。药如沉香、磁石。

12. 通阳散结：药物具有畅通阳气、消除壅结的作用,为治疗阳气壅结证的一种方法。

13. 理气宽中：又称宽中下气。是指药物具调理脾胃升降气机、恢复升清降浊功能的作用,为治疗脾胃气滞所致脘腹胀闷疼痛、嗳气恶心、呕吐食少的一种方法。

【思考】理气药与其他各类药物配伍应用的机制是什么？

第九章 ◉ 消食药

【重点直达】掌握消食药的含义、功效、适应范围及配伍方法。掌握 3 味药物(山楂、神曲、麦芽)的性能、功效、应用及相似药物功效、应用的异同点。熟悉 2 味药物(莱菔子、鸡内金)的功效、应用。

消食药功效、运用归纳与比较：表 9－1～表 9－2。

表9-1　山楂、神曲、麦芽

药名	相同点	不 同 点	运用要点
山楂	消食健胃。适用食积之证	善消油腻肉食积滞。行气散瘀。治瘀滞胸痛、痛经、产后瘀滞腹痛	生用:散瘀。炒用:消食。胃酸过多者慎用
神曲		善消米、面食积。略能解表,对外感表证食滞者尤宜	消食宜炒焦用。金石、贝壳类药物以本品糊丸赋形,并助化。如磁朱丸
麦芽		善消米、面食积。兼回乳消胀	授乳期妇女不宜使用

表9-2　莱菔子、鸡内金

药名	相同点	不 同 点	运用要点
莱菔子	消食健胃。既用于肉食积滞又用于米、面食积	降气化痰,治咳喘痰多者。行气消胀作用明显	与人参相恶,生用吐痰,炒用消食下气化痰
鸡内金		消食作用较强,善消各种食积。又能涩精止遗,化结石。治肾虚遗精、遗尿。胆道、泌尿结石	生用研末服效果好

【释难解疑】消食药的概念:以消积导滞、促进消化、治疗饮食积滞为主要作用的药物,称为消食药。

消食药的性味、功效特点:味甘性平,归脾、胃经,功能消化饮食积滞、开胃和中。

消食药的适应范围:治疗脾运不及、脾运无力而致的饮食积滞,脘腹胀满、嗳腐吞酸、恶心呕吐、不思饮食、大便失常等消化不良证。

消食药的配伍应用:宿食内停,气机阻滞,配理气药;积滞化热,配苦寒清热或轻下之品;寒湿困脾或胃有湿浊,配芳香化湿药;若中焦虚寒者,配温中健脾之品;脾胃素虚,运化无力,食积内停,配健脾益气之品。

消食药的使用注意事项:本类药多数效缓,但仍不乏有耗气之弊,气虚而无积滞者慎用。

【记忆小站】

1. 消食化积:即消化食积之义。适用于脾胃运化失常,食积不消,留滞胃肠,致胸脘满闷,吞酸嗳腐,甚则腹痛,大便秘结或泻痢后重。药如山楂、枳实等。

2. 回乳:又称"消乳"、"回奶"等。即用药物终止乳汁的分泌,适用于终止哺乳,或其他原因需要回乳者。药如麦芽等。

3. 运脾消食:促进脾胃运化。消除食积之义。运脾消食药性味多为甘平或甘温,有增强消化,促进食欲,恢复脾胃运化之功,适用食积停滞、脘腹胀痛、嗳腐吞酸、不思饮食,或腹痛泄泻、大便臭秽,或脾胃虚弱、消化不良等。药如鸡内金、麦芽等。

4. 固精止遗:固精亦称"涩精",止遗尿亦称"缩尿"。能制止肾虚遗精、遗尿、小便失禁者谓之固精止遗。药如鸡内金、金樱子等。

【思考】脾运不及、脾运无力皆可引起食积,如何选择配伍应用消食药?

第十章 ◎ 驱虫药

【重点直达】掌握 3 味药物(使君子、槟榔、苦楝皮)性能、功效、应用。熟悉驱虫药的含义,各种驱虫药的不同作用及配伍方法和使用注意。

驱虫药功效、运用归纳与比较:表 10 - 1。

表 10 - 1　使君子、苦楝皮与槟榔

药名	相同点	不 同 点	运用要点
使君子	驱虫、杀虫	驱蛔虫要药,健脾消疳。治小儿疳积	服用时忌饮茶。用量过大或与热茶同服易导致呃逆,呕吐
苦楝皮		杀虫疗癣。杀蛔虫为主,治疥癣、湿疮	苦寒,有毒,不宜过量或持续久服。有效成分难溶于水,需文火久煎

药名	相同点	不同点	运用要点
槟榔	驱虫、杀虫	广谱驱虫药,治多种肠道寄生虫。尤善治绦虫。并能消积行气、利水、截疟。治食积气滞、水肿、疟疾	生用力佳,炒用力缓,鲜者优于陈久者

【释难解疑】**驱虫药的概念**:凡以驱除或杀灭人体内寄生虫,治疗虫证为主的药物,称为驱虫药。

驱虫药的性味、功效特点:入脾、胃、大肠经,部分药物具有一定的毒性,对人体内的寄生虫,特别是肠道寄生虫虫体有杀灭或麻痹作用,促使其排出体外。

驱虫药的适应范围:用治蛔虫病、蛲虫病、绦虫病、钩虫病、姜片虫病等多种肠道寄生虫病。对食积气滞、小儿疳积、便秘、疥癣瘙痒等病证,亦有疗效。

驱虫药的配伍应用:大便秘结者,当配伍泻下药物;兼有积滞者,可与消积导滞药物同用;脾胃虚弱者,配伍健脾和胃之品;体质虚弱者,须先补后攻或攻补兼施。使用肠道驱虫药时,多与泻下药同用,以利虫体排出。

驱虫药的使用注意事项:驱虫药物对人体正气多有损伤,要控制剂量,防止用量过大中毒或损伤正气;对素体虚弱、年老体衰及孕妇,当慎用。驱虫药应在空腹时服用,使药物充分作用于虫体而保证疗效。对发热或腹痛剧烈者,不宜急于驱虫,待症状缓解后,再行施用驱虫药物。

【记忆小站】

1. **杀虫:**其义有三:①驱杀肠道寄生虫,义同驱虫;②能杀灭疥虫,治疗疥癣、恶疮等皮肤病。药如硫黄、苦参等;③杀灭滴虫,治疗滴虫性阴道炎。药如鹤草芽、鸦胆子等。

2. **杀虫消疳:**通过驱杀肠道寄生虫而消除因虫积引起的小儿疳积,谓之杀虫消疳。适用于小儿疳积、虫积腹痛、形瘦腹大等。药如使君子、芜荑等。

3. **杀三虫:**三虫指蛔虫、蛲虫、赤虫(姜片虫)三种肠道寄生虫。能杀灭或驱除这些肠道寄生虫的药物,其功效为杀三虫,或称"去三虫"、"下三虫"。药如槟榔、榧子等。

4. **消积:**病邪积聚,稽留不去,久而成积,消除病因,其积自散谓之"消积"。按致病因素和药物功效又可分"消食积"、"消虫积"、"消疳积"及"消癥积"等。

【思考】中药驱虫药的特点是什么?

第十一章 ⊙止血药

【重点直达】掌握止血药的含义,各节止血药的性能特点、适应范围、配伍方法及使用注意。掌握 6 味药物(小蓟、地榆、三七、茜草、白及、艾叶)性能、功效、应用及相似药物功效、应用的异同点。熟悉 10 味药物[大蓟、槐花(附槐角)、白茅根、侧柏叶、苎麻根、蒲黄、仙鹤草、棕榈炭、炮姜、灶心土]功效、应用。熟悉白及、三七、蒲黄、灶心土等药的用法。

止血药功效、运用归纳与比较:表 11-1～表 11-5。

表 11-1　小蓟、大蓟

药名	相同点	不同点	运用要点
小蓟	凉血止血。治各种血热妄行出血。散瘀解毒消痈,治热毒痈肿	止血作用范围小	利尿通淋,善治尿血、血淋
大蓟		止血作用范围广	消痈之功较小蓟强,善治肺、胃出血、崩漏下血

表 11-2　地榆、槐花、侧柏叶、白茅根、苎麻根

药名	相同点	不同点	运用要点
地榆	凉血止血。适用于血热妄行的出血证	清热泻火,解毒敛疮。治水火烫伤、痈肿、湿疹	善治下焦出血证,便血、崩漏等。炒炭止血。生用解毒敛疮
槐花		清肝泻火。治肝火上炎,目赤、肿痛	炒炭止血。生用清热泻火
侧柏叶		化痰止咳,生发。治肺热咳嗽、脱发	炒炭止血。生用化痰止咳

药名	相同点	不同点	运用要点
白茅根	凉血止血。适用于血热妄行的出血证	清热利尿，清肺胃热。善治衄血、尿血、水肿，热淋，肺热咳嗽，胃热呕吐	
苎麻根		安胎、清热解毒。治胎动不安、胎漏下血、热毒痈肿	

表11-3　三七、茜草、蒲黄

药名	相同点	不同点	运用要点
三七	化瘀止血。用于出血夹瘀及瘀血阻滞证	活血消肿定痛，为伤科要药。治跌打损伤，瘀血肿痛，善治内、外各种出血证，有瘀、无瘀均可应用	止血不留瘀，活血不伤正
茜草		药性苦寒。活血、通经、凉血止血。治瘀经闭，跌打损伤，风湿痹痛。对血热夹瘀的各种出血证尤宜	炒炭止血。生用或酒炒活血通经
蒲黄		化瘀、利尿。治瘀血痛证及血淋、尿血	包煎。炒用止血。生用化瘀利尿

表 11-4 白及、仙鹤草、棕榈炭

药名	相同点	不同点	运用要点
白及	收敛止血。适用于各种出血病证，无瘀血者	消肿生肌，善治痈肿疮疡，手足皲裂，肛裂，水火烫伤	善治肺胃出血为主。不宜与乌头同用
仙鹤草		止痢、截疟，补虚。治血痢、久痢，疟疾，脱力劳伤	用于全身各部位出血，无论寒热虚实皆可用
棕榈炭		善治崩漏下血	功善敛收，有留瘀恋邪之弊

表 11-5 艾叶、炮姜、灶心土

药名	相同点	不同点	运用要点
艾叶	温经止血。适用于虚寒性出血证	散寒止痛，调经、安胎。治下焦虚寒，月经不调，痛经，胎动不安	有小毒。温经止血宜炒炭用，余下生用
炮姜		善治吐血、便血。温中止痛，治疗虚寒腹痛、腹泻	生姜、干姜、炮姜功效异中有同，注意区别
灶心土		善治吐血、便血。温中止呕，止泻。治疗胃寒呕吐，脾虚久泻	布包，先煎。煎汤代水。可入丸散

【释难解疑】**止血药的概念:**凡以制止体内外出血,治疗各种出血病证为主的药物,称止血药。

止血药的性味、功效特点:均入血分,因心主血、肝藏血、脾统血,故本类药物以归心、肝、脾经为主,尤以归心、肝两经者为多。均具有止血作用。

止血药的适应范围:用治咯血、咳血、衄血、吐血、便血、尿血、崩漏、紫癜以及外伤出血等体内外各种出血病证。

止血药的分类:药性有寒、温、散、敛之异,分别有凉血止血、温经止血、化瘀止血、收敛止血功效之别。以次分为凉血止血药、温经止血药、化瘀止血药和收敛止血药四节。

止血药的配伍应用:血热妄行而出血者,宜选用凉血止血药,并配伍清热泻火、清热凉血药;阴虚火旺、阴虚阳亢而出血者,宜配伍滋阴降火、滋阴潜阳的药物;若瘀血内阻,血不循经而出血者,宜选用化瘀止血药,并配伍行气活血药;虚寒性出血,宜选用温经止血药或收敛止血药,并配伍益气健脾、温阳药。根据前贤"下血必升举,吐衄必降气"的用药经验,故对于便血、崩漏等下部出血病证,应适当配伍升举之品;而对于衄血、吐血等上部出血病证,可适当配伍降气之品。

止血药的使用注意事项："止血不留瘀"，这是运用止血药必须始终注意的问题。而凉血止血药和收敛止血药，易凉遏恋邪，有止血留瘀之弊，故出血兼有瘀滞者不宜单独使用。若出血过多，气随血脱者，当急投大补元气之药，以挽救气脱危候。

【记忆小站】

　　1. 化瘀止血：止血药中兼有散瘀作用者，谓之化瘀止血。适用于瘀血阻滞经脉，血不循经的出血。药如三七。

　　2. 收敛止血：止血药属炭类或含黏液质具有收敛作用者，谓之收敛止血药。收敛止血药大多涩味，适用于无瘀滞的出血证。药如棕榈炭，血余炭、白及等。

　　3. 凉血止血：止血药中药性寒凉，除止血外兼有清热作用者谓之凉血止血。凉血止血药适用于血热妄行之出血。药如大蓟、小蓟、地榆、茅根等。

　　4. 凉血消痈：药性寒凉，既能凉血，又能散瘀，能促使疮痈消散的药物作用，谓之凉血消痈。适用于阳证疮疡初起者。药如败酱草、大蓟等。

　　5. 温经止血：止血药中，药性偏于温性者，谓之温经止血。温经止血药适用于虚寒性出血。药如艾叶、干姜、灶心土等。

6. 止血安胎：安胎作用之一。具有止血和安胎作用，适用于胎漏下血，胎动不安者。药如苎麻根、艾叶等。

【思考】化瘀止血与收敛止血药能否同用？意义何在？

第十二章 ◎ 活血化瘀药

【重点直达】掌握活血化瘀药的含义、功效、适应范围、配伍方法(着重理解配伍理气药的道理)及各节药物的性能特点、使用注意。掌握 10 味药物(川芎、郁金、延胡索、丹参、益母草、红花、桃仁、牛膝、水蛭、莪术)的性能、功效、应用及相似药物功效、应用的异同点。掌握牛膝的不同品种及功效区别。熟悉 6 味药物(乳香、没药、姜黄、鸡血藤、马钱子、三棱)的功效、应用。熟悉郁金、姜黄、莪术的药用部位来源。

活血化瘀药功效、运用归纳与比较:表 12-1～表 12-5。

表 12-1　川芎、延胡索

药名	相同点	不同点	运用要点
川芎	活血兼行气。止痛作用较好,适用于血瘀气滞所致的各种痛证	活血行气,上行头目,下调经水,中开郁结。祛风止痛。善治头痛,风湿痹痛	血中气药。头痛要药
延胡索		止痛要药,专治一身上、下诸痛	醋制用,加强止痛效果

表 12-2　郁金、姜黄

药名	相同点	不同点	运用要点
郁金	活血兼行气止痛。用于血瘀气滞所致的痛证	药性寒凉。解郁,清心凉血,利胆退黄。治肝郁气滞胸胁痛;热病神昏、癫痫痰闭;吐、衄、尿血、倒经;湿热黄疸,胆石症	有川郁金,广郁金之分。前者偏化瘀,后者偏行气解郁。畏丁香
姜黄		性温,通经止痛。治上肢肩臂痹痛	

表12-3　丹参、红花、桃仁、益母草、牛膝、鸡血藤

药名	相同点	不同点	运用要点
丹参	活血通经。适用于瘀血阻滞所致的月经不调，痛经、闭经，产后瘀滞腹痛的妇科病证，内科、外科、伤科瘀血病证	凉血消痈，除烦安神。治疮痈肿毒，热病，血不养心，心悸失眠等	药性缓和。能祛瘀生新。反藜芦
红花		祛瘀止痛。治血瘀心痛、胁痛、腹痛、跌打损伤，斑疹色暗	番红花功似红花，力强，有凉血解毒之功
桃仁		润肠通便，止咳平喘。治肠燥便秘，肺痈、肠痈，咳嗽气喘	有毒，不可过量
益母草		利水消肿，清热解毒，治水肿，小便不利，疮痈肿毒等	妇产科要药
牛膝		补肝肾，强筋骨，利尿通淋，引火(血)下行	性善下行，怀牛膝偏补益，川牛膝偏活血。孕妇忌用
鸡血藤		行血补血，舒筋活络。治血虚肢体麻木，风湿痹痛，偏瘫	浸酒服或熬膏服

表 12 - 4　马钱子

药名	主要功效	特色及兼有功效	运用要点
马钱子	活血疗伤。治跌打损伤，瘀肿疼痛，骨折筋损等病证	散结消肿，通络止痛。治痈疽疮毒，咽喉肿痛，风湿顽痹，麻木偏瘫等	有大毒，炮制后入丸散用。不宜多服。孕妇禁用

表 12 - 5　莪术、三棱、水蛭

药名	相同点	不同点	运用要点
莪术	破血逐瘀，消癥散积。治疗瘀滞重证，癥瘕积聚	破血行气，治心、胸、腹部瘀痛。食积脘腹胀痛	醋制用，加强祛瘀止痛作用。偏于行气
三棱		功效同上	偏于破血
水蛭		破血通经力强。主要治疗血滞经闭、癥瘕积聚等	有小毒，入丸散剂为宜

【释难解疑】活血化瘀药的概念：凡以通利血脉，促进血行，消散瘀血为主要功效，用于治疗血瘀证的药物，称活血化瘀药，或活血祛瘀药。简称活血药，或化瘀药。

活血化瘀药的性味、功效特点：辛、苦而温，部分动物类药味咸，主归心、肝二经，入血分。善于走散通行，故能行血活血,使血脉通畅,瘀滞消散,并通过活血化瘀作用而产生止痛、调经、破血消癥、疗伤消肿、活血消痈等功效。

活血化瘀药的适应范围:适用于一切瘀血阻滞之证。

活血化瘀药的分类:根据活血化瘀药作用特点、作用强弱不同,有和血、活血、破血之分。据临床应用的不同,分为活血止痛药、活血调经药、活血疗伤药、破血消癥药四类。

活血化瘀药的配伍应用:寒凝血脉者,当配温里散寒、温通经脉药;热灼营血,瘀热互结者,宜配清热凉血、泻火解毒药;痰湿阻滞,血行不畅者,当配化痰除湿药;风湿痹阻,经脉不通者,应伍祛风除湿通络药;久瘀体虚或因虚致瘀者,则配补益药;癥瘕积聚,配伍软坚散结药。由于气血之间的密切关系,在使用活血祛瘀药时,常配伍行气药,以增强和提高活血散瘀的功效。

活血化瘀药的使用注意事项:本类药物行散力强,易耗血动血,不宜用于妇女月经过多以及其他出血证无瘀血现象者;对于孕妇尤当慎用或忌用。

【记忆小站】

1. 活血祛瘀:通行血脉,祛除瘀血之义,亦称"活血化瘀"、"活血散瘀"。活血祛瘀药适用于血行不畅、瘀血阻滞所致的胸脘胁痛、癥瘕、妇女痛经、产后腹痛、跌打损伤、痹痛、痈肿等。药如红花、三棱等。

2. 活血行气：既能活血，又能行气，谓之活血行气。活血行气药有较好的止痛作用，适用于气滞血瘀所致的各种痛证。药如川芎、延胡索、乳香、没药、郁金、莪术等。

3. 破血逐瘀：活血祛瘀作用较强者谓之破血逐瘀，亦称"破瘀"。适用于瘀血之重证。药如水蛭、䗪虫、虻虫等。

4. 破血通经：能破除瘀血，促使月经畅通的药物作用谓之破血通经。适用于血滞经闭，产后瘀阻腹痛等。药如刘寄奴等。

5. 凉血消痈：药性寒凉，既能凉血，又能散瘀，以促使疮痈消散的药物作用，谓之凉血消痈。适用于阳证疮痈初起者。药如丹参、大蓟等。

6. 凉血清心：药性寒凉，凉血之中具有清心泻火的药物作用，谓之凉血清心。适用于心神受邪热所扰，高热、烦躁不安，甚至神昏谵语、发狂等。药如郁金等。

7. 消肿生肌：消散痈肿，促使新肉生长之义。消肿生肌药多作外用。适用于疮疡溃后肿痛不止，新肉不生等。另有一种解释,即对疮疡未溃者具有消散肿胀作用,对已溃者又具有生肌收口功效。药如乳香、没药、白及等。

8. 引火下行:引上炎之火下行,而消退火热之证,谓之引火下行。用于肝阳上亢的头痛眩晕,胃火上炎的牙龈肿痛,血热妄行的吐血。由于火降而使血不上溢,故亦称"引血下行"。药如牛膝。

9. 下瘀血:破血逐瘀,使瘀血从下排出,用治瘀血腹痛或有腹内癥块及血瘀经闭等证。药如大黄、桃仁。

10. 和血:调和血分之义。活血作用之轻者,适用于血分失于调和的病证。药如当归、鸡血藤、红花等。

11. 祛瘀生新:瘀血阻滞,血行不畅,影响新血生长,应用活血祛瘀药,可祛除瘀血,有利于新血的生长,称为"祛瘀生新"。药如丹参等。

12. 续筋接骨:加速筋骨愈合,促进瘀血消散之义,又称续筋或接骨疗伤。本类药物多为辛平或辛苦温之品,适用于跌打损伤、筋骨折断、瘀血疼痛等证。药如自然铜、续断等。

【思考】你对活血化瘀药的分类有何见解?

第十三章 ◎ 化痰止咳平喘药

【重点直达】掌握化痰止咳平喘药的含义、功效、适应范围、配伍方法及各节药物的性能特点、使用注意。掌握 10 味药物（半夏、天南星、旋覆花、桔梗、川贝母、浙贝母、瓜蒌、百部、苦杏仁、紫苏子）性能、功效、应用及相似药物功效、应用的异同点。熟悉 14 味药物（竹茹、竹沥、天竹黄、白前、前胡、昆布、海藻、款冬花、紫菀、马兜铃、桑白皮、葶苈子、枇杷叶、白果）功效、应用。

化痰止咳平喘药功效、运用归纳与比较：表 13 - 1～表 13 - 11。

表 13-1 半夏、天南星

药名	相同点	不同点	运用要点
半夏	辛温有毒。燥湿化痰，消肿散结	降逆止呕，消痞散结。主归肺、脾经。主治湿痰、寒痰	内服制用。姜半夏降逆止呕，法半夏燥湿且温性较弱，半夏曲化痰消食，竹沥半夏清热化痰，治风痰
天南星		祛风解痉。主归肝经。主治风痰	内服宜制用。胆南星清化热痰

表 13-2 旋覆花、桔梗

药名	相同点	不同点	运用要点
旋覆花	化痰止咳，治痰多咳喘	以降为要。降肺、胃之气止咳，止呕、噫	布包煎
桔梗		以宣为要。宣肺，利咽，排脓	善上行，为舟楫之剂

表 13-3 白前、前胡

药名	相同点	不同点	运用要点
白前	化痰降气止咳	以降为主	
前胡		兼宣肺化痰止咳，宣散风热	尤宜风热犯肺，肺失清肃

表 13-4 川贝母、浙贝母、瓜蒌

药名	相同点	不 同 点		运用要点
川贝母	清热润燥化痰	清热散结力强	甘润,偏于润燥化痰	反乌头。寒痰、湿痰忌
浙贝母			苦泄,偏于清热化痰	
瓜蒌		宽胸散结,润肠通便		有瓜蒌皮、瓜蒌仁、全瓜蒌之分。反乌头

表 13-5 竹茹、竹沥、天竺黄

药名	相同点	不 同 点	运用要点
竹茹	清热化痰,治疗热痰证	除烦止呕。治疗热性呕逆之要药	
竹沥		清热豁痰,定惊开窍	性寒滑利。宜冲服
天竺黄		清心定惊	无滑利之弊。多研粉冲服

表 13-6 海藻、昆布

药名	相同点	不 同 点	运用要点
海藻	咸寒,消痰软坚散结,利尿消肿	化痰软坚作用略强	反甘草
昆布		利水作用略强	有一定的降血压作用

表 13－7　苦杏仁、紫苏子、百部

药名	相同点	不同点	运用要点
苦杏仁	止咳平喘	降气宣肺,止咳平喘,润肠通便	有小毒,婴幼儿慎用
紫苏子		降气化痰止咳平喘,润肠通便	善治痰壅气逆或上盛下虚痰喘
百部		润肺止咳,杀虫	善治各种新旧咳嗽

表 13－8　紫菀、款冬花

药名	相同点	不同点	运用要点
紫菀	性温润,润肺化痰止咳	偏于化痰	
款冬花		偏于止咳	

表 13－9　马兜铃、枇杷叶

药名	相同点	不同点	运用要点
马兜铃	清肺化痰,止咳平喘	清肺热,清肠热,降压	用量不宜过大。虚寒咳喘忌用
枇杷叶		降肺气,降胃气	与旋覆花区别在药性的不同

表 13－10　桑白皮、葶苈子

药名	相同点	不 同 点	运用要点
桑白皮	泻肺平喘,利水消肿	药性缓和,长于清泻肺热降肺火	
葶苈子		葶苈子力峻,重在泻肺中水气、痰涎	

表 13－11　白　果

药名	主要功效	特色及兼有功效	运用要点
白果	敛肺化痰定喘,治疗哮喘	味涩,兼能收敛止带,涩肠止泻	有毒,不可多用

【释难解疑】化痰止咳平喘药的概念:凡能祛痰或消痰,治疗"痰证"为主要作用的药物,称化痰药;以制止或减轻咳嗽和喘息为主要作用的药物,称止咳平喘药,因化痰药每兼止咳、平喘作用;而止咳平喘药又每兼化痰作用,且病证上痰、咳、喘三者相互兼杂,故将化痰药与止咳平喘药合并为一章。

化痰止咳平喘药的适应范围:化痰药主治痰证。"痰",既是病理产物,又是致病因子,它"随气升降,无处不到",所以痰的病证甚多:如痰阻于肺之咳喘痰多;痰蒙心窍之昏厥、癫痫;痰蒙清阳之眩晕;痰扰心神之睡眠不安；肝风夹痰之中风、惊厥；痰阻经络之肢体麻木、半身不遂、口眼歪斜；痰火互结之瘰疬、瘿瘤；痰凝肌肉，流注骨节之阴疽流注等，皆可用化痰药治之。止咳平喘药用于外感、内伤所致的各种咳嗽和喘息。

化痰止咳平喘药的分类：根据药性、功能及临床应用的不同，化痰止咳平喘药可分为温化寒痰药、清化热痰药及止咳平喘药三类。

化痰止咳平喘药的配伍应用：因咳喘每多夹痰，痰多易发咳嗽，故化痰、止咳、平喘三者常配伍同用。再者应根据痰、咳、喘的不同病因病机而配伍，以治病求本，标本兼顾。还当根据成痰之因，审因论治。"脾为生痰之源"，脾虚则津液不归正化而聚湿生痰，故常配健脾燥湿药同用，以标本兼顾。另外因痰易阻滞气机，"气滞则痰凝，气行则痰消"，故常配理气药同用，以加强化痰之功。

化痰止咳平喘药的使用注意事项：某些温燥之性强烈的刺激性化痰药，凡痰中带血等有出血倾向者，宜慎用；麻疹初起有表邪之咳嗽，不宜单投止咳药，当以疏解清宣为主，以免恋邪而致久喘不已及影响麻疹之透发，对收敛之性及温燥之药尤为所忌。

【记忆小站】

1. 坠痰：坠，下坠之义。功能化痰且质重而性下坠者,谓之坠痰。适用于癫痫、狂躁、咳喘等痰浊实证。药如礞石。

2. **消痰软坚**:即消除痰浊凝聚之结块。适用于瘿瘤、瘰疬之证。药如海藻、昆布。

3. **豁痰**:开豁壅塞之痰浊之义。豁痰药多具有较强的祛痰作用,适用于痰浊蒙闭清窍,神志不清,痰壅咽喉等。药如竹沥等。

4. **燥湿化痰**:化痰药偏于温燥,治疗湿痰证者谓之燥湿化痰。燥湿化痰药,性味辛温,适用于湿痰咳嗽,痰多色白、胸闷苔腻者。药如半夏、天南星等。

5. **清热化痰**:化痰药偏于寒性,兼有清热作用者谓之清热化痰,亦称"清化热痰"。清热化痰药,性味甘寒或苦寒,适用于痰热咳嗽、痰黄稠厚及热病、中风痰热蒙闭心窍之神昏谵语等。药如瓜蒌、贝母、竹黄等。

6. **泻肺平喘**:泄降肺火或肺中水气以平定气喘之义。"泻",下泄的意思。泻肺平喘药适用于肺热或肺中水气所致的气喘及水肿。药如桑白皮、葶苈子等。

7. **敛肺平喘**:收敛肺气,制止喘息之义。敛肺平喘药味多酸涩,适用于肺虚久喘,肺气耗散者;或用于肺肾两虚之久喘不愈者。药如白果、五味子等。

8. **软坚散结：**软化坚块，消散结滞之义。软坚散结药有化痰、活血祛瘀等作用，适用于痰瘀积聚而致的瘰疬、瘿瘤、癥瘕等。药如昆布、海藻、贝母、夏枯草等。

【思考】你对化痰药所治之"痰"如何认识？

第十四章 ◦ 安神药

【重点直达】掌握安神药的含义、功效、适应范围、配伍方法及重镇安神药与养心安神药的性能特点。掌握 5 味药物（朱砂、磁石、龙骨、酸枣仁、远志）性能、功效、应用及相似药物功效、应用的异同点。熟悉 4 味药物（柏子仁、琥珀、夜交藤、合欢皮）功效、应用。

安神药功效、运用归纳与比较：表 14 - 1～表 14 - 4。

表 14 - 1 朱砂、琥珀

药名	相同点	不同点	运用要点
朱砂	镇心安神，多用于心悸，失眠，癫痫实证	解毒消肿	入丸散，禁火煅
琥珀		利尿通淋，活血化瘀	研末服，入丸散

表 14-2　磁石、龙骨

药名	相同点	不同点	运用要点
磁石	镇静安神,用于心神不宁、惊悸癫狂;平肝潜阳,用于肝阳上亢	聪耳明目;纳气平喘	打碎先煎
龙骨		收敛固涩。治滑脱诸证	先煎

表 14-3　酸枣仁、柏子仁、首乌藤

药名	相同点	不同点	运用要点
酸枣仁	养心安神,用于阴血亏虚之心悸、失眠、健忘、多梦	敛阴止汗	兼养心阴、益肝血
柏子仁		润肠通便	便溏及痰多者慎用
首乌藤		祛风止痒	善于养血祛风

表 14-4　远志、合欢皮

药名	主要功效	特色及兼有功效	运用要点
远志	宁心安神,治心肾不交之心悸、失眠	祛痰开窍,消痈散结	痰火盛、胃弱者慎用
合欢皮	解郁安神,用于忧郁虚烦不眠	活血消肿	孕妇慎用

【释难解疑】**安神药的概念**：凡以安定神志、治疗心神不宁病证为主的药物，称安神药。

安神药的性味、功效特点：主入心、肝经。药性平而偏寒。具有重镇安神、养心安神作用。某些药物还兼有清热解毒、平肝潜阳、纳气平喘、敛汗、润肠、祛痰等作用。

安神药的适应范围：主要用治心神不宁的心悸怔忡，失眠多梦；亦作为惊风、癫狂等病证的辅助药物。部分安神药又可用治热毒疮肿、肝阳眩晕、自汗盗汗、肠燥便秘、痰多咳喘等证。

安神药的分类：根据安神药质地来源及应用不同，分为重镇安神药及养心安神药两类。

安神的配伍应用：实证的心神不安，首选重镇安神药。若因火热所致，则与清泻心火，疏肝解郁，清肝泻火药物配伍；因痰所致者，则与祛痰，开窍药物配伍；因血瘀所致者，则与活血化瘀药物配伍。虚证心神不安，应选养心安神药物。若血虚阴亏者，须与补血，养阴药物配伍；心脾两虚者，与补益心脾药配伍；心肾不交者，又与滋阴降火，交通心肾之品配伍。

安神的使用注意事项：本类药物多属对症治标之品，特别是矿石类重镇安神药及有毒药物，只宜暂用，不可久服，中病即止。矿石类安神药，如作丸散剂服时，须配伍养胃健脾之品,以免伤胃耗气。

【记忆小站】

1. **安神**:安定心神之义。安神药适用于心悸,失眠,多梦,癫狂等。其中矿物类安神药称"重镇安神","镇心安神",药如朱砂、龙骨、磁石、琥珀。植物类安神药兼有滋养作用者称"养心安神",药如酸枣仁、柏子仁。

2. **安神解郁**:能安定心神,解除肝郁,舒畅情志的药物作用,谓之安神解郁。适用于情志抑郁所致的忿怒忧郁、健忘、失眠等证。药如合欢皮。

3. **收敛固涩**:具有收敛津气,固涩滑泄功效的药物作用称为收敛固涩。本类药性味酸涩,故能治自汗、盗汗、遗精、遗尿、崩漏等津气耗散及滑脱之证。药如龙骨等。

【思考】如何正确应用重镇安神药?

第十五章 ○平肝息风药

【重点直达】掌握平肝息风药的含义、功效、适应范围及配伍方法。掌握7味药物（石决明、牡蛎、代赭石、羚羊角、牛黄、钩藤、天麻）的性能、功效、应用及相似药物功效、应用的异同点。熟悉：药物7味（地龙、全蝎、蜈蚣、僵蚕、珍珠母、刺蒺藜、罗布麻）的功效、应用。

平肝息风药功效、运用归纳与比较：表15-1～表15-7。

表 15-1　石决明、牡蛎

药名	相同点	不 同 点	运用要点
石决明	平肝潜阳,主治肝阳上亢之头痛,头晕,目胀	清肝明目,目赤翳障虚实皆用	先煎。外用煅、水飞
牡蛎		软坚散结,重镇安神;收敛固涩,治痰核、瘿瘤;治滑脱证	先煎。用量偏大

表 15-2　代赭石、珍珠母

药名	相同点	不 同 点	运用要点
代赭石	平肝潜阳,主治肝阳上亢之头痛,头晕,目胀	重镇降逆,治呕吐、喘息;凉血止血,治血热吐衄	先煎。生用平肝,煅用止血。孕妇慎用
珍珠母		清肝明目,治目赤翳障;安神定惊,治惊悸失眠	用量偏大,先煎

表 15-3　刺蒺藜、罗布麻

药名	相同点	不同点	运用要点
刺蒺藜	平抑肝阳	兼可疏肝、祛风明目、止痒	孕妇慎用
罗布麻		清热、利尿，治水肿、小便不利	有小毒。不宜过量

表 15-4　羚羊角、钩藤、天麻

药名	相同点	不同点	运用要点
羚羊角	既能平肝，又能息风。治肝阳上亢证及肝风内动证	息风作用最强，兼有清肝明目、清热解毒，治壮热神昏、热毒发斑	单煎 2 小时，或研粉入丸、散
钩藤		兼清肝热。宜治小儿惊啼、夜啼	入汤剂需后下，不宜久煎
天麻		为治头晕良药，兼可祛风通络，治肢体麻木、痹痛	

表 15-5　牛黄、地龙

药名	相同点	不同点	运用要点
牛黄	寒性。息风止痉,用于肝风内动之抽搐	化痰开窍,治热病神昏;清热解毒,治口舌生疮、咽痛、牙痛、痈疽等	入丸、散。非实热不宜
地龙		清热,通络,平喘,利尿。治高热惊痫,半身不遂,痹证,肺热哮喘,热结膀胱小便不通	鲜品剂量加倍

表 15-6　全蝎、蜈蚣

药名	相同点	不同点	运用要点
全蝎	息风镇痉,攻毒散结,通络止痛	性平,攻毒散结之力不及蜈蚣	有毒,量不宜大,孕妇慎用
蜈蚣		力猛性燥,善走窜通络,息风镇痉力强,攻毒散结效宏	有毒,量不宜大,孕妇忌用

表 15-7　僵　蚕

药名	主要功效	特色及兼有功效	运用要点
僵蚕	祛风定惊、化痰。治疗惊风及风痰入络	味辛而咸，兼能疏散风热，散结。治风热头痛，目赤，咽痛，痰核，瘰疬	生用散风热，其他制用

【释难解疑】**平肝息风药的概念：**凡以平肝潜阳或息风止痉为主，治疗肝阳上亢或肝风内动病证的药物，称平肝息风药。

平肝息风药的性味、功效特点：皆入肝经，多为介类、昆虫类动物药及矿石类药物，具有平肝潜阳、息风止痉之主要功效。部分药物以其质重、性寒沉降之性，兼有镇惊安神、清肝明目、降逆、凉血等作用，另有部分药物兼祛风通络之功。

平肝息风药的适应范围：主要用治肝阳上亢、肝风内动的病证。部分药物又可用治心神不宁、目赤肿痛、呕吐、呃逆、喘息、血热出血、以及风中经络之口眼歪斜、痹痛等证。

平肝息风药的分类：可分为以平肝阳为主要作用的平抑肝阳药和以息肝风、止痉挛为主要作用的息风止痉药两类。

平肝息风的配伍应用:使用平肝息风药时,根据阳亢、风动的病因、病机及兼证进行相应的配伍。如属阴虚阳亢者,多配伍滋养肾阴药物,益阴以制阳;肝火上炎者,多配伍清泻肝火药物;兼心神不安、失眠多梦者,当配伍安神药物;肝阳化风之肝风内动,应将息风止痉药与平肝潜阳药物并用;热极生风之肝风内动,当配伍清热泻火解毒之品;阴血亏虚之肝风内动,当配伍补养阴血药物;脾虚慢惊风,当配伍补气健脾药物;兼窍闭神昏者,当与开窍药配伍;兼痰邪者,应与祛痰药配伍。

平肝息风的使用注意事项:本类药物有性偏寒凉或性偏温燥之不同。若脾虚慢惊者,不宜用寒凉之品;阴虚血亏者,当忌温燥之品。

【记忆小站】

1. **平肝:**平抑上亢的肝阳之义。平肝药性味大多咸寒或苦寒,适用于肝阳上亢证之头痛、眩晕等。药如石决明、代赭石、天麻、钩藤等。

2. **介类潜阳:**具有平肝潜阳功效,并来源于介类的药物,其作用谓之介类潜阳。平肝潜阳药中介类药物居多,且潜阳之效颇佳。药如石决明、牡蛎等。

3. **息风止痉:**平息内风,制止痉挛抽搐之义。息风止痉药适用于肝风内动证,如手足痉挛,四肢抽搐,角弓反张，口眼歪斜及中风，癫痫等病证。药如羚羊角、蜈蚣等。

4. **虫类息风**：具有息风止痉功效，并来源于虫类的药物，其作用谓之虫类息风。息风止痉药中虫类药物居多，且息风之效颇佳。药如全蝎、地龙等。

5. **制酸**：制约胃酸之义。制酸药多为介类，能中和过多的胃酸，适用于胃酸过多所致的胃脘疼痛、泛酸等症。药如牡蛎、海蛤壳等。

6. **重镇降逆**：矿物药质重而能镇上逆之气者，谓之重镇降逆，简称"镇逆"。如代赭石适用于胃气上逆之呕吐、嗳气、呃逆及肺气上逆之气喘等。

【思考】如何正确运用既能平肝又能息风的药？

第十六章 ● 开窍药

【重点直达】掌握开窍药的含义、功效、适应范围及配伍方法。掌握2味药物(麝香、石菖蒲)的性能、功效、应用及相似药物功效、应用的异同点。熟悉2味药物(冰片、苏合香)的功效、应用。熟悉开窍药的用法(内服宜制成丸散剂,大多不作汤煎服)及注意事项。

开窍药功效、运用归纳与比较:表16-1。

表 16-1 麝香、冰片、苏合香、石菖蒲

药名	相同点	不 同 点	运用要点
麝香	开窍醒神。用于神昏窍闭证	性温,为醒脑回苏要药,无论寒闭、热闭均可用。兼活血通经,消肿止痛,催产	开窍要药。孕妇禁用。不入汤剂
冰片		性寒凉,凉开之品。外用,清热止痛,明目退翳	不入汤剂
苏合香		性温,为温开之品。兼能辟秽止痛。用治寒凝、痰浊、血瘀胸腹冷痛,满闷	
石菖蒲		兼能化湿和胃,宁神益智	可入汤剂

【释难解疑】**开窍药的概念:**凡具辛香走窜之性,以开窍醒神为主要作用,治疗闭证神昏的药物,称为开窍药,又名芳香开窍药。

开窍药的性味、功效特点:味辛、其气芳香,善于走窜,皆入心经,有通关开窍、启闭回苏、醒脑复神的作用。部分开窍药以其辛香行散之性,尚兼活血、行气、止痛、辟秽、解毒等功效。

开窍药的适应范围:用治温病热陷心包、痰浊蒙蔽清窍之神昏谵语,以及惊风、癫痫、中风等卒然昏厥、痉挛抽搐等症。又可用治湿浊中阻,胸脘冷痛满闷;血瘀、气滞疼痛,经闭癥瘕;湿阻中焦,食少腹胀及目赤咽肿、痈疽疔疮等证。

开窍药的分类:闭证有寒闭、热闭之不同。面青、身凉、苔白、脉迟之寒闭,须施"温开"之法,宜选用辛温的开窍药;面红、身热、苔黄、脉数之热闭,当用"凉开"之法。

开窍药的配伍应用:若闭证神昏兼惊厥抽搐者,还须配伍平肝息风止痉药物;见烦躁不安者,须配伍安神定惊药物;如以疼痛为主症者,可配伍行气药或活血化瘀药物;痰浊壅盛者,须配伍化湿、祛痰药物。

开窍药的使用注意事项:开窍药辛香走窜,为救急、治标之品,且能耗伤正气,故只宜暂服,不可久用;因本类药物性质辛香,其有效成分易于挥发,内服多不宜入煎剂,多入丸剂、散剂服用。

【记忆小站】

1. **开窍醒神:**能开通心窍、苏醒神志的药物作用,称之为开窍醒神。开窍醒神药气味辛香,性善走窜,适用于神志昏迷、牙关紧闭、两手握拳、脉来有力的窍闭证。药如麝香、冰片等。

2. **开窍宁神**：开通心窍、安定神志之义。适用于痰浊、湿浊蒙闭清窍而致的神志昏乱，及癫狂、痴呆等证。药如石菖蒲等。

3. **开窍辟秽**：开通心窍，化浊除秽之义。开窍辟秽药性味大多芳香，具有开窍醒神，化浊除秽作用，适用于痰浊、秽浊之气蒙闭心窍而致的神志昏迷之窍闭证。药如苏合香。

4. **凉开**：清热开窍之义。以芳香开窍的药物与清热的药物同用，以治疗热闭的方法称为凉开。适用于神昏伴面赤、身热、苔黄、脉数之窍闭证，尤常用于温热病高热神昏、胡言乱语、烦躁不安、唇焦齿燥、四肢抽搐以及小儿热证惊厥等。药如麝香、牛黄等。

5. **温开**：祛寒开窍之义。以芳香开窍的药物与温热的药物同用，以治疗寒闭的方法称为温开。适用于神昏伴面青、身凉、苔白、脉迟之窍闭证，尤常用于寒湿痰浊内闭心包之中风昏迷、不省人事、面色青白、脉沉等。药如苏合香、丁香等。

【思考】闭证神昏有寒热之别，如何运用麝香？

第十七章 ◦ 补虚药

【重点直达】掌握补虚药的含义,补气、补血、补阴、补阳四类药物性味、功效、适应范围的要点及配伍方法。掌握 19 味药物(人参、党参、黄芪、白术、甘草、鹿茸、淫羊藿、杜仲、续断、菟丝子、当归、熟地黄、何首乌、白芍、阿胶、北沙参、麦冬、龟版、鳖甲)性能、功效、应用及相似药物功效、应用的异同点。熟悉 19 味药物(西洋参、太子参、山药、大枣、巴戟天、肉苁蓉、锁阳、仙茅、补骨脂、益智仁、蛤蚧、紫河车、冬虫夏草、天冬、玉竹、南沙参、石斛、百合、枸杞子、黄精、龟版、鳖甲)功效、应用。熟悉误补留邪、滋腻碍胃等药物副作用的含义。

补虚药功效、运用归纳与比较:表 17 - 1 ～表 17 - 18。

表 17-1　人参、党参、黄芪

药名	相同点	不同点	运用要点
人参	补全身之气，重在补脾肺之气。又能补气生津	大补元气，为治脱证要药。亦能生津，益智安神，补肾气助阳	文火另煎。红参性温，白参性平
党参		补气之力平和。专补脾肺。能补气生血	治一般气虚证
黄芪		补气升阳、固表、托疮、利水	蜜炙加强补中益气作用

表 17-2　西洋参、太子参

药名	相同点	不同点	运用要点
西洋参	既能补气又能生津	性凉，补气养阴，清火生津。治气阴两伤	另煎。不宜与藜芦同用
太子参		性平力薄，补气养阴清火生津较西洋参弱	不耐峻补者最为适用

表 17-3　白术、山药

药名	相同点	不同点	运用要点
白术	益气健脾。多用治脾虚、便溏、带下	性燥，能燥湿利水、止汗、安胎	苍术燥性较白术强
山药		性润，兼补肺、脾、肾三脏之气、阴	炒用加强健脾止泻

表 17-4　甘草、大枣

药名	相同点	不同点	运用要点
甘草	味大甘，补中，缓急。调和药性	止咳，补益心气，泻火解毒	注意"十八反"。易助湿满中
大枣		养血安神。善治脏躁	缓和大戟、甘遂、芫花烈性毒性

表 17-5　鹿茸、巴戟天、淫羊藿、仙茅

药名	相同点	不同点	运用要点
鹿茸	补肾壮阳。治疗肾阳虚证	壮阳力强，又能益精血、强筋骨，调冲任，托疮毒	未骨化带茸毛的幼角。服用本品从小剂量开始。以免骤用大量阳升风动

药名	相同点	不同点	运用要点
巴戟天		强筋骨,祛风除湿	性较温燥,有热者忌用
淫羊藿		强筋骨,祛风除湿	阴虚火旺者不宜
仙茅		祛寒除湿	燥烈有毒,不宜久服

表 17-6　肉苁蓉、锁阳

药名	相同点	不同点	运用要点
肉苁蓉	补肾壮阳,润肠通便。宜于肾阳虚便秘	能益精血,又能润肠通便	阴虚火旺、大便泄泻者不宜
锁阳		功效与肉苁蓉类似	阴虚、脾虚泄泻、实热便秘忌

表 17-7　补骨脂、益智仁

药名	相同点	不同点	运用要点
补骨脂	脾肾同补,温补脾肾,固精缩尿	偏于温肾,又能壮阳,强腰、纳气平喘	外用治白癜风
益智仁		偏于温脾,能开胃摄唾,治多涎唾	

表 17 - 8　杜仲、续断

药名	相同点	不同点	运用要点
杜仲	补肝肾,强筋骨,安胎	长于强筋骨,治筋骨痿软,久痹腰痛	炒用效果好
续断		兼能止血,疗伤续折	

表 17 - 9　蛤蚧、胡桃仁、冬虫夏草

药名	相同点	不同点	运用要点
蛤蚧	温肾益肺。多用于肺肾两虚的虚喘久咳	纳气平喘作用好,益精助阳	风寒或实热咳喘忌服
胡桃仁		益肾强腰,润肠通便	阴虚火旺、痰热咳喘不宜
冬虫夏草		壮阳,益精,止血化痰	为诸劳虚损调补佳品

表 17 - 10　菟丝子、沙苑子

药名	相同点	不同点	运用要点
菟丝子	平补肝肾阴阳,养肝明目	补肾益精作用较强,兼补脾止泻,安胎	
沙苑子		养肝明目作用较好	

表 17-11 紫河车

药名	主要功效	特色及兼有功效	运用要点
紫河车	补肾益精,养血益气	养阴力强,使阴长阳生,兼大补气血	虚损劳伤皆可用

表 17-12 当归、白芍

药名	相同点	不同点	运用要点
当归	补血,治血虚证	药性偏温。兼活血止痛,调经,润肠,止咳平喘	血虚兼寒用之。脾虚便溏者忌用
白芍		药性偏寒。兼敛阴,柔肝止痛,平抑肝阳	血虚兼热用之。白芍柔肝止痛;赤芍清热散瘀止痛。反藜芦

表 17-13 熟地、阿胶、何首乌

药名	相同点	不同点	运用要点
熟地	补血,治血虚证。兼补阴作用	生精填髓,为补肝肾阴的代表药	滋腻碍胃,助湿
阿胶		止血,滋阴,润燥	烊化冲服,或炒成阿胶珠入煎剂
何首乌		生精固肾乌发,解毒,截疟,润肠通便	生用截疟,通便,解毒。制用补益精血

表 17 - 14 南沙参、北沙参

药名	相同点	不同点	运用要点
南沙参	甘，寒。养肺、胃阴，生津	养阴力稍弱，偏养肺阴，兼能化痰，益气	反藜芦
北沙参		养阴力较强，养肺胃阴并养肝肾之阴	

表 17 - 15 麦门冬、天门冬

药名	相同点	不同点	运用要点
麦门冬	甘，寒。养肺、胃阴，生津	补心阴，清心热，除烦安神	
天门冬		性滋腻，养阴润燥力强，又补肾阴，清虚火	痰湿盛者忌

表 17 - 16 石斛、玉竹、百合、黄精

药名	相同点	不同点	运用要点
石斛	甘，寒。养肺、胃阴，生津	偏于补胃阴，兼能清胃热，又能滋肾阴	鲜品清热生津好
玉竹		生津止渴。常配解表药治阴虚外感	滋阴而不恋邪
百合		养阴清心安神	

药名	相同点	不 同 点	运用要点
黄精	甘、寒。养肺、胃阴，生津	补脾益气，补肾益精。肺脾肾三脏皆补。气阴双补	黄精滋肾养阴力强，山药补脾气之功较显

表 17-17　枸杞子

药名	主要功效	特色及兼有功效
枸杞子	滋补肝肾，益精明目	平补之剂，偏养肝明目。又能治消渴

表 17-18　龟版、鳖甲

药名	相同点	不 同 点	运用要点
龟版	滋阴清热、潜阳	偏补肾阴，益肾健骨，固经止血，养血补心安神	龟版胶兼能补血，砂醋淬用
鳖甲		偏于清虚热，退热除蒸，又能软坚散结	砂炙用

【释难解疑】补虚药的概念：凡能补虚扶弱，纠正人体气血阴阳虚衰的病理偏向，以治疗虚证为主的药物，称为补虚药。

补虚药的性味、功效特点：根据"甘能补"的理论，故大多具有甘味。本类药物能够扶助正气，补益精微。部分补虚药还分别兼有祛寒、润燥、生津、清热及收涩等功效，还有其相应的主治病证。

补虚药的适应范围：补虚药具有补虚作用，可以主治人体正气虚弱、精微物质亏耗引起的精神萎靡，体倦乏力，面色淡白或萎黄，心悸气短，脉象虚弱等。

补虚药的分类：补虚药的补虚作用又有补气、补阳、补血与补阴的分类，分别主治气虚证、阳虚证、血虚证和阴虚证。

补虚药的配伍应用：使用补虚药，首先应因证选药，必须根据气虚、阳虚、血虚与阴虚的证候不同，选择相应的对证药物。考虑到人体气血阴阳之间，在生理上存在相互联系，相互依存，在病理上也常常相互影响，临床上单一的虚证并不多见。因此，需将两类或两类以上的补虚药配伍使用。如气阴同补，气血双补，阴血两补，阴阳并补等。补虚药除用于虚证以补虚扶弱外，还常常与其他多类药物配伍以扶正祛邪，或与容易损伤正气的药物配伍应用以保护正气，预护其虚。

补虚药的使用注意事项：一要防止补益不当而误补。有"误补益疾"之弊。或不正当的依赖补虚药强身健体，可能破坏机体阴阳之间的相对平衡，导致新的病理变化。二应避免当补而补之不当。如不分气血，不别阴阳，不辨脏腑，不明寒热，盲目使用补虚药，不仅不能收到预期的疗效，而且还可能导致不良后果。三是补虚药用于扶正祛邪，要分清主次，处理好祛邪与扶正的关系，避免使用可能妨碍祛邪的补虚药，使祛邪而不伤正，补虚而不留邪。四应注意补而兼行，使补而不滞。尤其是药性滋腻，不容易消化之品，应适当配伍健脾、行气、除湿、化痰药。此外，补虚药如作汤剂，一般宜适当久煎，使药味尽出。虚弱证一般病程较长，补虚药宜采用蜜丸、煎膏(膏滋)、口服液等便于保存、服用，并可增效的剂型。

【记忆小站】

1. **补中益气**：即补益脾胃之气。补中益气药性味大多甘温或甘苦温，适用于中气不足，食少便溏、倦怠乏力，甚至中气下陷，出现久泻脱肛、脏腑下垂等证。药如党参、白术等。

2. **补气**：即补益正气之义，又可称"益气"。补气药性味大多甘温或甘平，少数甘寒。能补益脾气、肺气、心气等，适用于脾气虚弱所致食少便溏、倦怠乏力；肺气虚弱所致少气喘促、少气懒言、声音低微、表虚自汗等；心气虚弱所致心悸气短、脉结代等。药如人参、党参、黄芪、白术、山药、甘草；甘寒的药如西洋参等。

3. **补气生血**：即通过补气达到补血的方法，称之为补气生血。补气生血药性味甘温. 能补益脾气，治疗脾气虚弱，不能运化水谷之精微导致的血虚证，症见纳少便溏、倦怠乏力、面色萎黄、唇爪苍白、心悸失眠、头昏眼花等，应用补气药物治疗。脾运正常，血自能生，故曰补气生血。药如人参、党参、黄芪等。

4. **补气摄血**：即通过补气的药物治疗出血证。具体有两个方面：一指治疗急性大出血证。大出血者气随血脱。见大出血不止，呼吸微弱，脉微欲绝，甚则大汗肢冷等，此时不能用补血药，而宜急用大补元气药以补气统摄血液，挽救危急。所谓"有形之血不能速生，无形之气所当急固"即是此意。二指脾不统血，气不摄血所致出血证，如月经先期，血量较多。色淡质稀，脉虚弱无力；便血紫暗，或先便后血，脘腹隐痛，面色㿠白，脉细弱；反复皮下出血，神疲乏力，头眩心悸，脉虚细弱；呕血色淡，胃脘隐痛，时轻时重，肢冷畏寒，心悸气短，脉细弱等，以上诸证均可用补气的药物治疗，以达到脾能统血，其血自止。药如人参等。

5. **大补元气**：即大力补助元气之义。大补元气药有较强的扶正作用，治疗元气虚弱证或元气欲脱证。药如人参。

6. **补脾益肺**：即借助五行相生的理论用补脾益气

的药物来补益肺气的方法,称之为补脾益肺,又可称为培土生金法。临床多用于咳嗽日久,又见食欲减退,大便溏薄,四肢乏力,舌淡脉细等肺虚脾弱证候,用补脾益气的药物治疗,脾气旺盛,肺气亦得到补益,咳嗽好转。药如人参、白术、黄芪、党参等。

7. 安神增智: 安定神志,增强智慧之义。安神增智的药物味甘、微苦,性微温,用于治疗气血不足,神疲倦怠,心神不安,失眠多梦,惊悸怔忡,健忘等证。药如人参。

8. 补气养阴: 既有补气又有养阴作用的药物功效,称之为补气养阴。该类药物多为甘平或甘寒之品,适用于气阴两虚之证。药如西洋参、山药、黄精等。

9. 补气生津: 能补益脾肺之气以资生津液的药物作用,称之为补气生津,又可称益气生津。主要适用于气津两伤,症见汗出量多,肢体倦怠,气短懒言,口干欲饮,舌质红干,脉虚或细等。药如人参、五味子等。

10. 补气升阳: 既能补脾肺之气,又能升举阳气,称之为补气升阳。补气升阳药性味甘温,有补气升发之性,适用于脾肺气虚,食少便溏,倦怠乏力,呼吸短促,甚则中气下陷,如久泻久痢脱肛,子宫脱垂及其他脏腑下垂,崩漏便血等。药如黄芪。

11. 益卫固表: 补益卫气以固护肌表之义。益卫固表药大多甘温,适用于卫气虚弱,腠理疏松,表虚自汗或易于外感等证。药如黄芪。

12. 托疮生肌: 促使疮疡脓毒外泄,生长新肉之义,亦可称托毒生肌。托疮生肌药性味大多甘温,能温补气血,适用于疮疡患者,气血不足,疮形平塌,难以溃破,或溃后脓水清稀,疮口苍白,久溃不敛者。药如黄芪、鹿茸等。

13. 补气健脾: 补脾气使脾运正常,谓之补气健脾。补气健脾药性味甘温,或兼苦味。适用于脾气虚弱,运化无力所致的食少便溏,脘腹胀满,倦怠乏力等症。药如白术、山药等。

14. 补气安胎: 补气而达到安胎,谓之补气安胎。补气安胎药性味多苦甘温,适用于妊娠脾气虚弱,胎动不安,肚腹坠胀等证。药如白术等。

15. 缓急止痛: 缓和急迫治疗挛急性疼痛谓之缓急止痛。缓急止痛药大多甘味明显,"甘能缓急"故能止痛,适用于中虚脘痛、腹痛及四肢挛急疼痛等证。药如甘草、饴糖等。

16. 缓和药性: 缓和药性强烈或有毒药物的毒性和副作用,谓之缓和药性。如甘草能缓和附子、干姜之热,以防伤阴;缓和石膏、知母之寒,以防伤胃;缓和大黄、芒硝之泻下作用,以使泻而不速等。又如大枣能缓和甘遂、大戟、芫花之毒，使之泻水逐饮而不伤脾胃；大枣配葶苈子则泻肺平喘利水而不伤肺气等。

17. **补阳**：亦称助阳。阳虚则寒，需温热药以补助其阳，称之为补阳。补阳药性味辛热或甘温，具有助心阳、温脾阳、补肾阳等不同作用。

18. **补肾阳**：补益肾阳之义。补肾阳药性味甘、咸温或辛温，适用于肾阳虚弱、畏寒肢冷、腰膝酸软或冷痛、小便清长或遗尿、阳痿、早泄、宫寒不孕等证。药如鹿茸、肉苁蓉、巴戟天、仙茅、淫羊藿等。

19. **助湿壅气，令人中满**：指甘味药的副作用。甘味能有助于湿邪的停聚，湿邪中阻则脾胃气滞，而见脘腹胀闷不舒，故凡有湿邪内停者均忌用甘味药，尤其是大甘的药物，即使没有湿邪之证，亦不能长期大量应用，否则亦可引起浮肿。药如甘草等。

20. **益精血**：既能补精，又能益血之义。益精血药大多甘温，味厚滋腻或为血肉有情之品，适用于肝肾不足，精血亏虚，腰酸脚软，头晕眼花，耳鸣耳聋，须发早白，遗精崩带，不孕，发育迟缓等。药如鹿茸、熟地等。

21. **补益肝肾**：肝肾同补之义。补肝肾药性味或甘温，或甘平，或甘凉，多有益精血，壮筋骨，暖腰膝或养肾明目之功，适用于肝肾不足所引起的头晕目眩、腰膝酸痛、筋骨痿软无力之症。药如杜仲、枸杞子、女贞子等。

22. **固精缩尿**：固涩精气，制止遗精，缩约小便之义。固精缩尿药性味多酸涩。适用于肾虚不固、遗精、滑精、尿频、遗尿等症。药如桑螵蛸、覆盆子等。

23. **温脾止泻**：温补脾阳，治疗脾阳虚弱之泄泻，谓之温脾止泻。温脾止泻药性味辛温，适用于脾阳虚弱，脾胃虚寒，肠鸣泄泻，神疲乏力，畏寒肢冷，舌苔薄白质淡，脉沉细等。药如补骨脂、干姜等。

24. **温脾摄涎**：温脾以摄纳涎唾之义。脾主涎，脾胃虚弱则涎唾过多。温脾摄涎药性味辛温，能温脾胃，适用于中气虚寒，食少多唾。药如益智仁等。

25. **益肾补肺**：肺肾同补之义。益肾补肺药性味甘温，既能补肾阳，又能补肺阴，适用于肺肾两虚之久咳虚喘，劳嗽痰血等证。药如冬虫夏草等。

26. **补精**：补益肾精之义。补精药多为血肉有情之品，适用于肾气不足，肾精衰少所致的阳痿、不孕、腰酸、头晕、耳鸣等证。药如紫河车等。

27. **补阳益阴**：既补肾阳又补肾阴之义。补阳益阴药性味辛、甘，平。适用于肾阳虚弱之阳痿、滑精，又可治疗肝肾阴虚之腰膝酸痛、阴亏消渴等证。药如菟丝子。

28. 养肝明目:滋养肝阴或肝血以增强视力,谓之养肝明目。适用于肝阴不足或肝血亏虚所致的视物模糊,或目生翳障等证。药如枸杞子、沙苑子等。

29. 补血:又称养血。补养血液之义。补血药性味甘温或甘平,适用于血虚诸证,见面色萎黄、唇爪苍白等。肝血虚者兼见头晕目眩;心血虚者兼见心悸失眠;妇女又可见到月经不调等证。药如当归、熟地、阿胶等。

30. 养血滋阴:既有补养血液之功,又有滋补阴液之效的药物称之为养血滋阴。养血滋阴药性味多甘平,或甘微温,或味酸等,适用于阴血不足所引起的头晕目眩,心烦失眠等证。药如阿胶、熟地、白芍等。

31. 补精益髓:补益肾精,又补益精髓的药物作用,称之为补精益髓。补精益髓药性味咸温或甘温,能补肾壮骨生髓,适用于肾精不足,髓海空虚,腰酸腿软,头昏耳鸣,须发早白;或小儿发育不良,骨软行迟,囟门不合等证。药如熟地、鹿茸等。

32. 滋腻碍胃:补血滋阴药的副作用,即补阴血药性味甘平或甘温,质地滋腻,应用不当可导致食欲不振,脘腹胀闷,甚则恶心呕吐等。如脾胃虚弱或脾胃有湿,或大量长期应用,往往会产生碍胃之副作用,故临床脾虚有湿者忌用补阴血药,脾胃虚弱或需大量长期应用者,可配行气药如陈皮、木香、砂仁等,以防产生碍胃之副作用。

33. 养血敛阴:既能养血又能敛阴的药物功效称之为养血敛阴。养血敛阴药性味苦酸微寒,运用于血虚所致的月经不调,经行腹痛,崩漏等证,又可治疗营卫不和之外感风寒,自汗出而恶风者,亦可治疗阴虚阳浮之盗汗等。药如白芍等。

34. 柔肝止痛:肝为刚脏,赖阴血以濡养,若肝阴肝血不足则肝失所养,产生胁肋隐隐胀痛,口干,舌红,苔少等证,用滋阴养血药以使肝脏得养,肝气柔和,胁肋隐痛则除,故曰柔肝止痛。药如白芍。

35. 补血止血:既能补养血液又能制止出血的药物功效谓之补血止血。补血止血药性味甘平,能补血治血虚所致眩晕、心悸等证,又能治疗吐血、衄血、便血、崩漏等出血证。药如阿胶等。

36. 滋阴润肺:滋养肺阴,润肺燥的药物功效,称之为滋阴润肺。滋阴润肺药性味甘平,或微寒,适用于肺阴不足之咳嗽痰少,甚则干咳无痰等证,亦可治疗肺燥咳嗽,干咳无痰,口干咽燥等证。药如麦冬、百合等。

37. 补肝肾明目:肝开窍于目,肝肾阴虚则头晕目眩,视物模糊,用补肝肾药治之则视物清楚,故曰补肝肾明目。药如枸杞子、沙苑子等。

38. **清肺养阴**:既有清肺作用又有养肺阴之效的药物功效谓之清肺养阴。清肺养阴药性味甘微寒,适用于阴虚肺热引起的燥咳或劳嗽咳嗽,甚则咯血者。药如沙参、天门冬等。

39. **益胃生津**:又称养胃生津。既能滋养胃阴,又能滋生津液的药物功效谓之益胃生津。适用于胃阴亏虚、津液不足之口干舌燥,大便干燥等证。药如玉竹、麦冬、沙参等。

40. **滋阴除热**:既能滋养肝肾之阴,又能清虚热的药物功效,称之为滋阴除热,亦可称为"滋阴清热"。适用于阴虚发热,骨蒸潮热,夜寐盗汗等证。药如龟版、鳖甲等。

41. **清心安神**:清心火以安神志谓之清心安神。本类药物性味甘微寒,有清热镇静安神之功,适用于温热病热入心包而致的神志昏迷,烦躁不安,谵语狂躁,以及杂病心火偏亢之心烦失眠之证,药如黄连、朱砂等;亦可适用于热病后期,余热未清而致的虚烦惊悸,失眠多梦及杂病阴虚阳亢,心失所养而致的心悸失眠等证,药如百合等。

42. **滋阴潜阳**:既有滋阴作用,又有平肝潜阳作用的药物功效,称之为滋阴潜阳。此类药物性味咸寒,适用于阴虚阳亢之头晕、头痛等证,亦可适用于热病后期,阴液受伤而致的阴虚风动,手足蠕动,头昏目眩。甚则痉厥等。药如龟版、鳖甲等。

43. 益肾健骨:通过补肾作用,达到骨骼健壮、坚固的药物作用,称之为益肾健骨。适用于肾虚引起的腰腿痿弱、筋骨不健、小儿囟门不合,亦可用于肾虚牙痛及跌扑损伤、骨折等证。药如龟版、骨碎补等。

44. 甘可满(壅)中:甘味明显的补虚药,多用久用,能壅滞脾胃之气,影响运化功能,从而出现脘腹痞满,食欲下降,甚则腹泻的症状。药如甘草、熟地。

【思考】

1. 补益药为虚证常用,一般不能起立竿见影之效,所谓欲速不达。你又如何理解人参之大补元气?

2. 补虚药的基本作用有哪些?

第十八章 ○ 收涩药

【重点直达】掌握收涩药的含义、功效、适应范围，常与补虚药配伍的意义及各种药物的性能特点、注意事项。掌握 5 味药物(五味子、乌梅、山茱萸、肉豆蔻、莲子)性能、功效、应用及相似药物功效、应用的异同点。熟悉 8 味药物(麻黄根、浮小麦、诃子、芡实、五倍子、海螵蛸、桑螵蛸、覆盆子)功效、应用。

收涩药功效、运用归纳与比较：表 18 - 1～表 18 - 6。

表 18-1　麻黄根、浮小麦

药名	相同点	不同点	运用要点
麻黄根	敛汗固表,治疗自汗、盗汗	功专止汗。外用有效	注意与麻黄区别
浮小麦		益气阴,除虚热	注:小麦,养心除烦治疗脏躁病

表 18-2　五味子、乌梅、五倍子

药名	相同点	不同点	运用要点
五味子	涩肠止泻,用于脾胃虚寒或脾肾两虚所致的久泻、久痢。敛肺止咳,用于肺虚气耗的慢性咳嗽	敛肺滋肾,治肺虚久咳或肺肾两虚喘咳;涩精,敛汗,益气生津,补肾宁心安神	降转氨酶
乌梅		敛肺用于久咳;安蛔止痛,生津止渴,外用消疮毒	生用安蛔;止血炒炭用。多食损齿伤骨
五倍子		敛肺、清降肺火,用于久咳及肺热痰嗽;涩精,缩尿,止血;外用收涩敛疮	常研末外用

表 18-3　肉豆蔻、诃子

药名	相同点	不同点	运用要点
肉豆蔻	涩肠止泻,用于脾胃虚寒或脾肾两虚所致的久泻、久痢	温中行气,用于寒凝气滞腹痛、胀满等证	煨用,湿热积滞泻痢忌用
诃子		利咽开音,治肺虚、肺热久咳失音;亦可用于脱肛,小便失禁	敛肺止泻煨用,利咽开音生用

表 18-4　山茱萸

药名	主要功效	特色及兼有功效	运用要点
山茱萸	补益肝肾,收敛固涩	性味酸涩微温,平补肝肾之阴阳;涩精止遗止血,敛汗固脱	亦治消渴

表 18-5　桑螵蛸、覆盆子、海螵蛸

药名	相同点	不同点	运用要点
桑螵蛸	固精缩尿,用于肾气不足,下元不固之遗精、滑精、尿频、遗尿	补肾助阳,用于肾阳不足阳痿	阴虚火旺,膀胱有热者忌
覆盆子		补肝肾明目,治肝肾不足,目暗不明	尤宜缩尿

药名	相同点	不同点	运用要点
海螵蛸	固精缩尿,用于肾气不足,下元不固之遗精、滑精、尿频、遗尿	固精止带,用于带下清稀。收敛止血,用于吐衄、便血等;制酸止痛,用于胃痛吐酸;收湿敛疮,用于湿疹、湿疮,溃疡久不愈合	外用,研末撒或调敷

表 18-6 莲子、芡实

药名	相同点	不同点	运用要点
莲子	固精止带,用于遗精、滑精,带下清稀白浊等。健脾止泻,用于脾虚久泻、久痢	益肾养心安神,用于心肾不交之虚烦,心悸、失眠	莲须:涩精、止血; 莲子心:清心安神
芡实		除湿止带,不仅用于脾虚带下,还可用于湿热带下	

【释难解疑】**收涩药的概念**:凡以收敛固涩,用以治疗各种滑脱病证为主要作用的药物称为收涩药,又称固涩药。

收涩药的性味、功效特点:味多酸涩,性温或平,主入肺、脾、肾、大肠经。有敛耗散、固滑脱之功。即陈藏器所谓："涩可固脱。"本类药物分别具有固表止汗、敛肺止咳、涩肠止泻、固精缩尿、收敛止血、止带等作用。分为固表止汗药、敛肺涩肠药、固精缩尿止带药三类。

收涩药的适应范围：主要用于久病体虚、正气不固、脏腑功能衰退所致的自汗、盗汗、久咳虚喘、久泻、久痢、遗精、滑精、遗尿、尿频、崩带不止等滑脱不禁的病证。

收涩药的配伍应用：滑脱病证的根本原因是正气虚弱，故应用收涩药治疗乃属于治病之标，因此临床应用本类药时，须与相应的补益药配伍同用，以标本兼顾。

补虚药的使用注意事项：收涩药性涩敛邪，故凡表邪未解，湿热所致之泻痢、带下、血热出血、以及郁热未清者，均不宜用，误用有"闭门留寇"之弊。

【记忆小站】

1. **收涩**：收敛固涩之义，收涩药性味大多酸涩，能收敛津气，固涩滑泄，治疗久病体虚。正气不固所致的自汗、盗汗、久泻、久痢、遗精、滑精、遗尿、尿频、久咳虚喘，以及崩带不止等滑脱不禁之证。

2. **收涩止带**：应用收敛固涩作用以制止带下，称之收涩止带。收涩止带药性大多酸涩或平或温，适用于脾虚或脾肾阳虚所致的带下白如米泔，或带下清稀而量多者。药如乌贼骨、芡实等。

3. **收涩生肌**:收敛疮口,生长肌肉之义。收涩生肌药外用于痈疽溃后久不收口,脓水清稀者。药如乌贼骨、炉甘石等。

4. **固精**:固涩精关,防止滑泄,谓之固精。亦可称之为"固精止遗"、"涩精止遗"。固精药性收涩,能制止肾虚遗精、腰膝酸软者。药如金樱子、覆盆子、芡实等。

5. **滑脱不禁**:正气不足,不能摄纳人体之精气津血而致外泄,谓之滑脱不禁,如自汗、盗汗、肺虚久咳,久泻、久痢、遗精、遗尿、崩漏、带下等。

6. **益肾固精**:既能补益肾脏又能固涩精液,谓之益肾固精。该类药物味多甘涩,适用于肾虚遗精、小便失禁等。药如芡实、莲子等。

7. **补脾止泻**:既能补脾又能涩肠止泻的药物功效,称之为补脾止泻。该类药物味多甘涩,用于脾虚久泻、食欲不振等。药如莲子等。

8. **敛肺降火**:既能敛肺又能降火的药物作用,称为敛肺降火。该类药物性味酸、涩、寒,用于肺阴虚,虚火上炎之久咳痰少、咽干舌红等,药如五倍子。

9. **涩肠止泻**:收涩大肠,制止泄泻,谓之涩肠止泻,亦可称为涩肠。该类药物味多酸涩,用于久泻、久痢,甚至滑脱不禁、脱肛者。药如赤石脂、禹余粮、诃子等。

10. **敛汗**:收敛止汗之义。敛汗药用于体虚自汗、盗汗。药如浮小麦、糯稻根、龙骨、牡蛎等。

11. 安蛔：安定蛔虫之义。"虫得酸则安"，安蛔药味酸，能制止蛔虫扰动，缓解腹痛，使厥逆平息，适用于蛔厥及蛔虫腹痛。药如乌梅。

【思考】如何理解收涩药的应用注意事项？

第十九章 ○ 攻毒杀虫止痒药

【重点直达】掌握攻毒杀虫止痒药的含义、功效与适应范围。掌握3味药物（硫黄、雄黄、大蒜）的性能、功效、应用及相似药物功效、应用的异同点。掌握剧毒药的应用要点：必须做到：① 谨慎用药，供内服时尤应注意；② 严格控制剂量；③ 注意用法（包括炮制）。熟悉1味药物（蛇床子）的功效、应用。

攻毒杀虫止痒药功效、运用归纳与比较：表 19-1～表 19-2。

表 19-1　雄黄、硫黄、大蒜

药名	相同点	不同点	运用要点
雄黄	外用解毒（攻毒）杀虫止痒，主治疥癣	有毒，解毒之力胜，善治痈肿疮毒，毒蛇咬伤。亦能杀虫，用治肠道寄生虫病	忌火煅，水飞用
硫黄		有毒，杀虫止痒能力强，为治疥疮要药，内服补火助阳通便	畏朴硝
大蒜		解毒消肿杀虫，外治痈肿疮毒、蛲虫。内服又能止痢、止咳	健脾温胃用于食欲减退或饮食不消；大蒜煮粥送服白及粉治肺痨咯血

表 19-2　土荆皮

药名	主要功效	特色及兼有功效	运用要点
土荆皮	杀虫、止痒	治疗体癣、手足癣、头癣等多种癣病，湿疹，皮炎，皮肤瘙痒。外用为治癣要药	只供外用，不可内服

【释难解疑】**攻毒杀虫止痒药的概念**：凡以攻毒疗疮，杀虫止痒为主要作用的药物，分别称为攻毒药或杀虫止痒药。

攻毒杀虫止痒药的性味、功效和应用特点：本类药物多具不同程度的毒性，所谓"攻毒"即有以毒制毒之意。具有攻毒疗疮，杀虫止痒等作用，主要适用于某些外科、皮肤及五官科病证，如疮痈疔毒，疥癣，湿疹，聤耳，麻风，梅毒及蛇虫咬伤，癌肿等。本类药物，以外用为主，兼可内服。外用方法因病因药而异，如研末外撒，或煎汤洗渍及热敷、浴泡、含漱，或用油脂及水调敷，或制成软膏涂抹，或做成药捻、栓剂栓塞等。

攻毒杀虫止痒药应用要点：应严格掌握剂量及用法，不可过量或持续使用，以防发生毒副反应。制剂时应严格遵守炮制和制剂法度，以减低毒性而确保用药安全。

【记忆小站】

1. **攻毒疗疮**：能使痈肿溃破、癌肿消散的药物作用，谓之攻毒疗疮。该类药物多有毒性，作用强烈，有"以毒攻毒"之意，适用于痈肿疔疮，肿硬不消以及癌肿等毒邪结聚之证。药如雄黄、硫黄等。

2. **杀虫止痒**：杀灭疥虫、滴虫或霉菌等，制止瘙痒，谓之杀虫止痒。治疗疥虫引起的疥疮、滴虫引起的阴道炎、霉菌引起的癣证等局部瘙痒者。药如硫黄、雄黄、蛇床子、土荆皮、鸦胆子等。

3. 发泡: 外用能刺激皮肤,使局部起泡的药物作用,称之为发泡。适用于风湿痹痛、疟疾、牙痛等证。药如大蒜等。

【思考】你认为如何新用攻毒杀虫止痒药?

第二十章 ○ 拔毒化腐生肌药

【重点直达】掌握拔毒化腐生肌药的含义、功效与适应范围。掌握"升药"的性能、功效、应用及相似药物功效、应用的异同点(表 20-1)。

表 20-1 升 药

药名	主要功效	特色及兼有功效	运用要点
升药	外用攻毒,拔毒,化腐生肌,治痈疽疮毒,腐肉难去,新肉不生	拔毒去腐作用强,只供外用	不用纯品,多与煅石膏相配

【释难解疑】**拔毒化腐生肌药的概念**:凡以拔毒化腐,生肌敛疮为主要作用的药物,称为拔毒化腐生肌药。

拔毒化腐生肌药的性味、功效和应用特点:本类药物多为矿石重金属类,多具剧毒,以外用为主。主要适用于痈疽疮疡溃后脓出不畅,或溃后腐肉不去,新肉难生,难以生肌愈合之证以及癌肿,梅毒;部分药物还常用于皮肤湿疹瘙痒,五官科的口疮、喉证、目赤翳障等。

拔毒化腐生肌药应用要点:多具剧烈毒性或强大刺激性,使用时应严格控制剂量和用法,外用也不可过量或过久应用,有些药不宜在头面及黏膜上使用,以防发生毒副反应而确保用药安全。其中含砷、汞、铅类的药物毒副作用甚强,更应严加注意。

【记忆小站】

1. **拔毒去腐:**解除疮毒,去除腐肉,谓之拔毒去腐。此类药物有毒,外用治疗疮疡已溃,腐肉不去,脓出不畅者,用之则腐肉去,脓出畅。药如升药等。

2. **生肌敛疮:**生长肌肉,收敛疮口,称之为生肌敛疮。该类药物外用治疗痈疽溃后久不收口,脓水已净者。药如轻粉、炉甘石等。

3. **化腐排脓:**消除机体坏死组织,促使疮疡脓液排出流畅,谓之化腐排脓。此类药物有去除腐肉之功,适用于疮疡溃烂,腐肉不去,或溃后脓液排出不畅之证。药如升药、砒石等。

4. **劫痰平喘:**强取沉寒固疾之痰浊,平定寒痰哮喘,谓之劫痰平喘。劫痰平喘药性味辛、大热,适用于寒